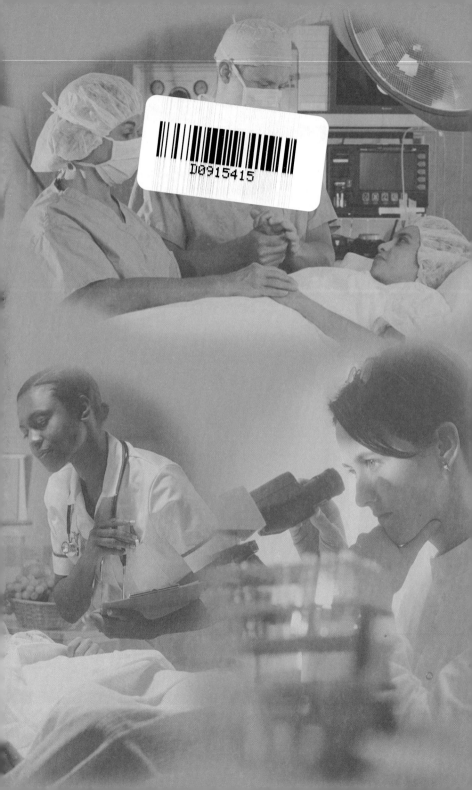

D0915415

DEPRESIÓN

Dra. CLARA OCHOA RUIZ

Advertencia:

Los consejos, tratamientos, e información que aparecen en este libro no deben en ningún caso sustituir a los de un médico. Ante cualquier problema relacionado con su salud, acuda a un profesional cualificado en busca de ayuda. Los editores, así como el autor, no aceptan ningún tipo de responsabilidad civil ni penal, así como cualquier tipo de reclamación presentada por persona o institución alguna, como resultado del uso o mal uso de este libro, que pudiera ocasionar daños y/o perjuicios.

Copyright © EDIMAT LIBROS, S. A.
C/ Primavera, 35
Polígono Industrial El Malvar
28500 Arganda del Rey
MADRID-ESPAÑA

ISBN: 84-9764-372-0
Depósito legal: M-13928-2003

Título: Depresión
Autor: Clara Ochoa Ruiz
Coordinador de la colección: Pedro Gargantilla Madera
Ilustraciones: David Lucas
Impreso en: LÁVEL

IMPRESO EN ESPAÑA – *PRINTED IN SPAIN*

ÍNDICE

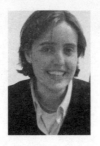

Dra. Clara Ochoa Ruiz

Licenciada en Medicina y Cirugía por la Universidad de Alcalá de Henares (Madrid).

En la actualidad trabaja como médico interno residente de Medicina de Familia y Comunitaria en el Hospital Clínico San Carlos de Madrid.

La depresión es un problema de salud de una magnitud alarmante: afecta a 340 millones de ciudadanos de todo el planeta y a unos 4 millones de españoles lo que equivale aproximadamente al 10 por 100 de la población española actual.

Pero la depresión es algo que va mucho más allá de las cifras: el sufrimiento en silencio de los pacientes y de sus familiares, la tristeza, la desesperanza, la impotencia y el dolor nunca contados, nunca entendidos...

En este libro vamos a intentar aclarar algunas de las dudas a las que se enfrentan a diario los protagonistas de esta historia: los pacientes y sus familiares. Intentaremos acercar, tanto a pacientes y a familiares como al resto de la población, la realidad de esta gran desconocida que tanta gente sufre y padece en silencio: que conozcan la enfermedad, cómo se presenta, qué tipos de depresión existen, cómo se diagnostica, posibilidades de tratamiento y de recuperación...

Este libro no pretende en absoluto suplir al médico de atención primaria ni al psiquiatra, ni a los psicólogos y resto de los profesionales de la salud entregados al cuidado de la salud física y psíquica de sus pacientes y que son los verdaderos expertos en el manejo diario de estas enfermedades, sino aclarar y, en la medida de lo posible, acercar esta enfermedad a sus protagonistas, los verdaderos héroes de esta historia.

Desde aquí quiero agradecer a las personas que confiaron en mí para la realización de este libro. Y, cómo no, a todas las personas que, con su apoyo, su ilusión, su cariño, su paciencia y su entrega silenciosa, casi imperceptible, desde siempre han estado a mi lado y sin las que esta aventura no hubiera sido posible. Gracias a todos.

Aranjuez, Madrid (España). Dundee (Escocia).
Verano de 2002.

A mis padres, a quienes les debo todo.

INTRODUCCIÓN

Me pareció frágil y casi débil. Tenía los ojos cerrados, y sus pálidos labios tenían un pliegue amargo. El rostro exangüe era la delicada máscara de la tristeza. (...)
Desde que volviste no demuestras la tranquila satisfacción de antes. Tu espíritu está agitado; lloras por nada, como si un dolor secreto acaparase tu pensamiento, aunque tus labios no hablan. ¿Qué te pasa?

Pearl S. Buck, *Viento del Este, viento del Oeste.*

¿LA DEPRESIÓN ES UNA ENFERMEDAD DE NUESTRO TIEMPO?

La depresión, este trastorno tan común, no es una enfermedad de nuestro tiempo, sino que se han descrito casos desde la Antigüedad. Hipócrates, en el siglo V a. C., habla de ella: «Cuando la aflicción o la tristeza persisten mucho tiempo, indican un estado melancólico.»

La palabra melancolía procede del griego melas, que significa «negro», y chole, que significa «bilis». Según los antiguos, la presencia de la bilis negra secretada por el bazo era la responsable de la melancolía o de las «pasiones tristes».

Esta palabra se relaciona también con la palabra *spleen* utilizada en francés para designar un estado de vaguedad de espíritu y que en inglés se traduce como bazo, el órgano donde, según los antiguos, se secretaba la bilis negra.

Según la teoría de los humores, la enfermedad se produce por el desequilibrio entre la sangre secretada por el corazón, la flema producida en el cerebro, la bilis secretada por el hígado y la bilis negra, por el bazo.

La Medicina no ha dado a la depresión su sentido actual hasta hace muy poco tiempo, confiriéndole su sentido de enfermedad bien definida y diferenciándola de la melancolía que corresponde en la actualidad a la depresión grave.

¿POR QUÉ ES TAN IMPORTANTE HABLAR DE LA DEPRESIÓN EN NUESTRO MEDIO?

La Organización Mundial de la Salud (OMS) señala que la depresión es la primera causa de discapacidad en el mundo y es el origen del

27 por 100 de las discapacidades que se registran cada año. De ahí la importancia que se le da a este trastorno y que se esté potenciando la investigación para intentar prevenir y paliar este trastorno mental que amenaza con incrementarse a medida que transcurre el siglo XXI.

En España, distintos estudios han revelado que casi cuatro millones de personas (incluidas las no diagnosticadas) sufren depresión, es decir, aproximadamente un 10 por 100 de la población actual española. Las previsiones apuntan a que este porcentaje se incrementará en las próximas dos décadas en torno al 15 por 100.

¿QUÉ ES UNA DEPRESIÓN? ¿QUÉ TIPOS DE DEPRESIÓN EXISTEN?

La depresión es una alteración del estado de ánimo que se presenta en los pacientes como una exageración persistente de los sentimientos cotidianos que acompañan a la tristeza. Este estado de ánimo bajo, esta ausencia de placer en las actividades habituales, los sentimientos de culpa y autorreproches, se acompañan de síntomas físicos imprecisos, como pérdida de energía y cansancio, pérdida de apetito e insomnio, de alteraciones en la actividad normal como incapacidad de afrontar las tareas cotidianas, irritabilidad, e, incluso, ideas de muerte o intentos de suicidio.

La clasificación de las depresiones es complicada. Se habla de depresión endógena y exógena, de depresión neurótica y reactiva... Para hacerla más sencilla hemos decidido usar la siguiente:

- *Depresión grave o mayor o unipolar.*
- *Distimia o depresión menor.*
- *Manía o enfermedad maníaco-depresiva o trastorno bipolar.*

En este libro hablaremos en general de la forma de depresión más grave y más temida: la depresión unipolar o mayor. Los capítulos dedicados a los síntomas, al diagnóstico, al curso y pronóstico, al tratamiento, etc. serán referentes a este tipo de depresión. Dedicaremos capítulos específicos a la distimia y al trastorno bipolar.

Además, hablaremos de las formas de *depresión secundaria* a enfermedades médicas, a tratamientos, etc.

También hemos creído importante hablar aquí de otras cuestiones relacionadas con la depresión que aparecen con muchísima frecuencia: las *reacciones de duelo*, la *ansiedad* y el *suicidio*, la peor y más temida de las complicaciones de los procesos depresivos.

También dedicaremos capítulos a la forma de presentación de los episodios depresivos en los pacientes ancianos, en la mujer, en los hombres y en los niños, y señalaremos las diferencias y afinidades entre los distintos grupos.

Y los efectos de esta enfermedad, que arrojan unas cifras alarmantes. Según la OMS, la depresión afecta a:

- 340 millones de ciudadanos de todo el planeta.
- Es la primera causa de discapacidad en el mundo.

En España:

- Produce más de 3.000 suicidios al año.
- Afecta a 4 millones de españoles, el 10 por 100 de la población.
- Provoca más de 1.543.000 estancias hospitalarias.
- Produce un gasto de 745 millones de euros al año, de los que el 55,3 por 100 son derivados del manejo y tratamiento de los pacientes; y el 46,5 por 100 corresponde a pérdidas de productividad generadas por la muerte del depresivo o su incapacidad temporal para trabajar.
- Gasta 63 millones de euros anuales en forma de antidepresivos y ansiolíticos.
- Entre el 50-70 por 100 de los deprimidos no reciben atención médica: bien porque no tienen la información debida y no acuden a una consulta, o bien porque su depresión no es identificada como tal.
- El año pasado se dieron de baja 800 soldados y marineros profesionales de las Fuerzas Armadas por depresión.

¿POR QUÉ NOS DEPRIMIMOS?

La noche iba a ser infinita. Toda la vida sería, desde ese momento, una noche de infinita soledad. No quedaba nadie. Nadie. Ni la madre, ni el padre, ni Marcel, ni Felicia, ni Gabriel. Todos muertos, pesando en su corazón y muertos. Ya no tenía a nadie a quien amar y de quien ser amada. Nadie que ahuyentase la muerte en la oscuridad. Nadie que abrazase, y señalara el camino a la luz y a la vida.

Ángeles Caso, *El peso de las sombras.*

¿CUÁLES SON LAS CAUSAS DE LA DEPRESIÓN?

Se desconoce la causa exacta de la depresión pero se ha visto relación con muchos factores (biológicos, genéticos, sociales, etc.) por lo que se considera que todos los factores implicados interactúan entre sí. Además, ante igualdad de algunos de los factores estresantes, no todas las personas desarrollarán una depresión.

En este capítulo vamos a intentar mostrar de manera amplia todos los factores que se han visto implicados en la génesis de la enfermedad, lo que no implica que todos los pacientes deprimidos tengan que estar sometidos a todos ellos, ni que los pacientes que se reconozcan en algunos de ellos tengan que padecer la enfermedad en algún momento de su vida.

Por ejemplo, si se ha visto relación entre padecer la enfermedad y ser mujer entre 35-65 años, tener historia familiar (padre, madre, hermanos) y estar en paro no significa que todas las personas que se vean reflejadas en este perfil tienen que estar deprimidas, o que lo estarán; los mecanismos son más complejos y se necesitan otros criterios para poder cumplir criterios de depresión.

¿CUÁLES SON LOS FACTORES RELACIONADOS CON LA GÉNESIS DE LA DEPRESIÓN?

Vamos a dividirlos en cinco subgrupos: genéticos, biológicos, psicológicos, sociales, y los debidos a enfermedades físicas, y describiremos cada uno de ellos.

GENÉTICOS

- **Sexo:** Parece indiscutible que la depresión afecta más a las mujeres que a los hombres: hasta dos tercios de los deprimidos son mujeres.

No se sabe con certeza la causa de esta mayor prevalencia, pero algunos autores postulan que se debe a que la mujer es más vulnerable y su forma de reaccionar sea deprimiéndose, mientras que los hombres se refugien en el alcohol o en los tóxicos como medio de escape ante la misma situación estresante.

Otro detalle importante es que, quizá, la mayor frecuencia de la depresión en la mujer sea sólo en apariencia, ya que las mujeres tienen mayor facilidad para hablar de sus síntomas que los hombres, por lo que consultan más con los especialistas y se diagnostican más. Hablaremos en un capítulo más adelante sobre las diferencias de la depresión en las mujeres.

Sin embargo, la depresión bipolar no muestra diferencias ni en raza ni en sexo.

- **Raza:** Los individuos de raza blanca parecen tener una tendencia ligeramente mayor que los de raza negra a padecer episodios depresivos. Y es mayor aún en los hispanos.

- **Estudios familiares:** Existe mayor riesgo de padecer una depresión clínica cuando hay una historia familiar de la enfermedad, lo que indica que se puede haber heredado una predisposición biológica, como se hereda la predisposición a padecer diabetes, por ejemplo.

Existe un riesgo de padecerla del 18 por 100 en sujetos con carga familiar de depresión, frente al 1 por 100 de la población normal. Si fuera una condición obligada, el porcentaje de afectos con antecedentes familiares de depresión se aproximaría al 100 por 100.

Este riesgo es algo mayor en los trastornos bipolares (de los que hablaremos más adelante).

La probabilidad de sufrir un trastorno del estado de ánimo disminuye a medida que lo hace el grado de parentesco, siendo máximo en familiares de primer grado: padres, hermanos, hijos.

Sin embargo, no todas las personas que tienen historia familiar tendrán la enfermedad. Y muchos de los episodios de depresión grave surgen en personas sin historia familiar. Esto sugiere que hay factores adicionales que producen estrés y pueden desencadenar la depresión.

- **Genes:** Existe un mayor riesgo si el padre o madre (familiar de primer grado) está deprimido. Esto está más claro en la depresión unipolar (o depresión mayor) que en la bipolar. Se postula la existencia de un factor genético dominante ligado al cromosoma X, pero no hay resultados definitivos.

La concordancia de depresión mayor y gemelos es del 50 por 100 en monocigóticos, frente al 20 por 100 en dicigóticos.

Resumen

- La frecuencia de la depresión es el doble en mujeres.
- Y tres veces superior entre familiares de enfermos.
- Existe mayor riesgo si hay un padre, madre o hermano enfermo. Si el familiar es más lejano, el riesgo es menor.
- Existe un patrón hereditario desconocido.

BIOLÓGICOS

- **Bioquímicos:** En la causa de la depresión se han implicado unas sustancias denominadas *neurotransmisores* que son sustancias que transmiten los impulsos nerviosos en las *neuronas*, las células del cerebro. Estos neurotransmisores implicados en la génesis de la depresión son tres: *noradrenalina, serotonina y dopamina.*
- La *dopamina* y *la serotonina* se encuentran disminuidas en la depresión. Los fármacos que aumentan estos niveles serían eficaces para el tratamiento.
- Se han visto alteraciones del patrón del sueño como problemas para iniciarlo, despertares frecuentes y precoces, mala calidad del sueño y aumento de éste a lo largo del día.

SOCIALES

- **Edad:** La mayor incidencia se da entre los 35-65 años. Las mujeres tienen más riesgo a cualquier edad. En el trastorno bipolar, el inicio es más precoz, en torno a los 20 años, pero el período de riesgo es más amplio: desde la pubertad a la senectud.
- **Personalidad de riesgo:** La depresión se asocia a tipos de personalidad o de «formas de ser» que no significa que sean enfermos por ser de una u otra forma sino que los pacientes deprimidos presentan características de la personalidad similares:

  —*Depresión mayor-personalidad melancólica*: descrita ya por Aristóteles e Hipócrates. Varios autores han intentado definir el tipo de personalidad que se presenta con mayor frecuencia en estos pacientes. Tellenbach destaca:

    –Incapacidad para relajarse o disfrutar de las situaciones de la vida diaria que normalmente producen placer.
    –Tendencia crónica al pesimismo.
    –Perfeccionismo.
    –Tendencia excesiva a preocuparse por los demás.

–Escrupulosidad.
–Retraimiento en las relaciones sociales.
–Alta competitividad laboral.
–Elevado nivel de autoexigencia y autocrítica. Baja autoestima.
–Sentimientos de culpa.
–Mayor dificultad para expresar o reconocer sus afectos, o mostrarlos a los demás.
–Evitación de discusiones o conflictos.
–Personalidad rígida y obstinada.

Según este autor, este tipo de personalidad presentaría clínica de depresión al verse desbordada por situaciones que le sobrepasan.

—*Trastorno bipolar-personalidad sintónica:*

–Sujetos inconstantes.
–Imaginativos.
–Generosos.
–Eficientes.
–Independientes.
–Extrovertidos.

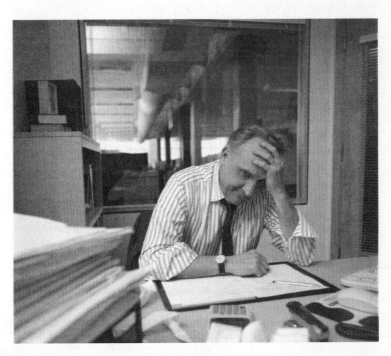

Son tipos normales de personalidad que predisponen a un tipo u otro de depresión, pero que no constituyen una enfermedad en sí mismos. Estos rasgos de personalidad definen al individuo, están presentes desde la adolescencia, y no han aparecido en el contexto de la enfermedad.

Resumen

- La personalidad melancólica se asocia a depresión, pero no es una enfermedad en sí misma.
- Las características principales son:

—Personas pesimistas, perfeccionistas, con baja autoestima, introvertidas, escrupulosas, autoexigentes, alta competitividad laboral, con dificultad para mostrar su afecto a los demás.

- **Estado civil:** Tanto en hombres como en mujeres la incidencia de depresión grave es más frecuente en personas divorciadas, solteras, viudas y menor en los casados aunque es mayor en la mujer en ambos casos. Parece que el matrimonio ejerce un factor protector pero se convierte en factor de riesgo si las cosas van mal en la pareja.
- **Profesión:** Tanto el paro como el no tener un trabajo fuera de casa acentúan la frecuencia de las depresiones. El trabajo permite ampliar la vida social, mejorar la situación económica y aumentar las expectativas personales y laborales.

No existe una «profesión de riesgo» aunque se relaciona con algunas de ellas:

—*Profesores*: los problemas psicológicos de este grupo son comparables a los del resto de la población, pero dado que esta profesión requiere gran disponibilidad, y responsabilidad, hace que les sea más complicado desempeñar su tarea diariamente, lo que da la impresión de que se depriman más, pero no se ha llegado a ninguna conclusión en la práctica.

—*El trabajo en cadena*: implica monotonía, empobrecimiento psíquico y pérdida de actividad, lo que podría ser una fuente de decepción crónica.

—Trabajos con turnos partidos, horarios alternos, turnos de noche, conllevan una fatiga adicional, mala adaptación a los ritmos normales de sueño, comidas, etc. y pueden producir alteraciones del carácter (mayor irritabilidad, mayor tensión nerviosa, pérdida de la paciencia...) que pueden desencadenarla pero también depende de la capacidad de adaptación personal y de otros factores.

—*Sanitarios*: en relación con el estrés laboral, los turnos, la competitividad, la responsabilidad...

- **Sistema sociofamiliar:** La falta de apoyo social, y una relación familiar con problemas producen:

—Mayor riesgo de sufrir una depresión.
—Peor pronóstico de la depresión.
—Recuperación más lenta.
—Mayor frecuencia de recidivas.

- **Pérdida y acontecimientos vitales:** Aunque un tercio de los pacientes deprimidos no ha sufrido ninguna situación estresante los meses previos y menos del 10 por 100 de los que los sufren desarrollan una depresión en los meses siguientes parece que los depresivos presentan acontecimientos vitales estresantes en los 6 meses previos con una frecuencia hasta tres veces mayor que los sujetos sanos.

Esta influencia de los acontecimientos estresantes parece tener relación con el primer episodio de la enfermedad. Y aumentaría el riesgo de padecer nuevos episodios.

Los acontecimientos traumáticos más importantes son:

—Pérdida de uno de los progenitores antes de los 11 años.
—Pérdida del cónyuge.
—Tener en casa a 3 o más niños menores de 14 años.
—Ausencia de una relación íntima y confidencial.
—Paro.

Estos acontecimientos aumentan la probabilidad de padecerla pero no son causas de depresión en sí mismos.

Resumen
- Mujer entre 35-65 años.
- No se han demostrado profesiones de riesgo.
- La personalidad melancólica se asocia a depresión, pero no es una enfermedad en sí misma.
- La falta de apoyo social, y una relación familiar con problemas conllevan mayor riesgo, empeoran la recuperación y se asocian a más recaídas.
- Los acontecimientos vitales estresantes que se relacionan con más frecuencia son: pérdida de uno de los progenitores antes de los 11 años y pérdida reciente del cónyuge.

PSICOLÓGICOS
- **La transición psicosocial:** Hace referencia al cambio que tiene lugar en un individuo cuando tiene que adoptar y afrontar nuevas formas de vida.

Pongamos algunos ejemplos:

—Pérdida de un empleo
—Pérdida de un ser querido.
—Cambio de trabajo.
—Separación.
—Nacimiento de un hijo.
—Jubilación.
—Cambio de vivienda o de ciudad.
—Emigración.

Estos factores estresantes que han sido descritos como posibles desencadenantes de un episodio depresivo están siempre en relación a la capacidad del individuo para ajustarse o adaptarse al cambio.

Parece que en los 6-12 meses previos al inicio de la depresión se encuentran acontecimientos vitales estresantes o amenazadores de este tipo.

- **Modelo cognoscitivo:** El psiquiatra Aaron Beck sugiere que existen ciertas «formas de ver la vida» llenas de pesimismo y pensamientos negativos que están presentes en los individuos y no que esta visión negativa aparezca como consecuencia de la depresión. Esta visión negativa abarca la esfera personal (uno mismo), del mundo y del futuro.

  La autoevaluación negativa distorsiona las experiencias vitales y la visión de futuro.

- **Modelo psicodinámico:** Los primeros psicoanalistas establecieron la *pérdida* como elemento central de la depresión. Según estos autores toda pérdida (de un ser querido, de un trabajo, de un ideal...) podría desencadenar un episodio depresivo.

  Estos autores hacen referencia a la pérdida de la autoestima; a ser conscientes de que las expectativas personales o laborales no corresponden con la realidad; a la ausencia de un refuerzo positivo de admiración, afirmación, validación e idealización de los padres en la infancia, etc.

- **Teoría del aprendizaje:** El psicólogo americano Seligman propuso la teoría de que la depresión podría ser el resultado de lo que denominó «la indefensión aprendida». Esto quiere decir que el individuo «aprende» que no hay conexión entre lo que hace y las consecuencias de su comportamiento.

  Por ejemplo, una persona en paro que busca trabajo durante mucho tiempo y no encuentra «aprende» que los esfuerzos por encontrar trabajo son siempre inútiles. Por lo que, tras varios fracasos, se crean sentimientos de indefensión: se siente indefenso, incapaz de ver cambios en su situación, pierde la esperanza, y se ve incapaz de controlar lo que le sucede.

- **Teoría atribucional:** El psicólogo Abramson ha demostrado el papel de la «atribución» en las enfermedades mentales. Tomamos como ejemplo las notas obtenidas después de un examen:

  —Una persona normal, no deprimida, atribuye el éxito de su examen a factores personales: «he estudiado bastante, debo de ser muy inteligente»; y el fracaso lo atribuye a factores externos: «era un examen muy difícil».

  —En cambio, una persona deprimida lo hace al contrario: atribuye el éxito a factores externos: «el examen era muy fácil»; y el fracaso a factores personales: «soy un inútil, soy tonto», etc.

SÍNTOMAS DE LA DEPRESIÓN

Poco a poco, a medida que los días habían ido sucediéndose, Sabina había ido cayendo en un profundo estado de indolencia y en un hondo mutismo. Se pasaba las horas sentada frente al fuego o contemplando el descampado de la calle a través del ventanucho, ajena totalmente a mi presencia. Yo la veía deambular como una sombra por la casa, espiaba de reojo su mirada al contraluz atormentado de las llamas sin saber cómo salvar aquella fría lejanía de sus ojos, sin encontrar el modo de romper la espesa malla de silencio que amenazaba ya con adueñarse por entero de la casa y de mí mismo. Parecía como si las palabras hubieran perdido de repente todo su significado y su sentido, como si el humo de la lumbre levantara entre nosotros una cortina impenetrable que convertía nuestros rostros en los de dos desconocidos.

Julio Llamazares, *La lluvia amarilla.*

GENERALIDADES SOBRE LOS SÍNTOMAS DEPRESIVOS

En los episodios depresivos típicos en general los pacientes sufren un humor depresivo, una pérdida de la capacidad de interesarse y disfrutar de las cosas, una disminución de la vitalidad que lleva a una disminución de la actividad y a un cansancio exagerado, incluso ante esfuerzos mínimos.

Además, se presentan en los pacientes una disminución de la atención y de la concentración, una pérdida de la confianza en sí mismos y sentimientos de inferioridad, ideas de culpa y de inutilidad, una escasa y sombría perspectiva de futuro, pensamientos de muerte y de suicidio, alteraciones del sueño y del apetito.

Este estado de ánimo es prácticamente constante a lo largo de todo el día y se mantiene de un día para otro, y no suele responder a los cambios ambientales.

La presentación clínica de los episodios varía entre las personas y puede hacerlo también en los distintos episodios que sufra un mismo paciente a lo largo de su vida. A veces predomina la ansiedad, el malestar y la agitación sobre los sentimientos depresivos.

Las alteraciones del estado de ánimo pueden estar enmascaradas por la irritabilidad, el consumo excesivo de alcohol, la exacerbación de las fobias o síntomas obsesivos que ya existían antes o por preocupaciones hipocondríacas.

En los pacientes jóvenes deprimidos predomina la ansiedad, la irritabilidad y las alteraciones de conducta. En los pacientes ancianos predomina el cansancio, el insomnio y las molestias físicas.

¿CUÁLES SON LOS SÍNTOMAS CARDINALES DE LA DEPRESIÓN?

Los síntomas clínicos cardinales de la depresión son la *tristeza*, la *anhedonia* y la *pérdida de la vitalidad*.

La *tristeza* se caracteriza por un hundimiento generalizado del tono vital que no siempre se acompaña de un motivo desencadenante y que se presenta con una intensidad y duración desproporcionada (siempre mayor de la esperada) al estímulo que lo produjo.

La *anhedonia* es la pérdida del interés y del placer por las cosas que antes sí producían placer. El paciente pierde el interés por la vida y por las cosas que le rodean, pierde la capacidad de disfrutar de las cosas que habitualmente le producían placer. No existe una reacción normal ante los estímulos externos porque se encuentra sumido en un estado aparente de *apatía* o ausencia de sentimientos, desinterés e indiferencia.

A veces puede ocurrir al contrario, presentando un incremento de la reactividad emocional y un sentimiento de hipersensibilidad ante los estímulos externos con reacciones de irritabilidad, labilidad emocional o excesiva sensibilidad frente a situaciones habituales.

La *pérdida de la vitalidad* y de la *energía* repercute en los pacientes dificultando la realización de una actividad social y laboral adecuada ya que el paciente se siente cansado ante esfuerzos mínimos, pierde la capacidad de atención y de concentrarse, no tiene deseos de realizar ningún tipo de actividad, ni siquiera las placenteras, y tiende a permanecer en la cama o sentado sin hacer nada. A veces puede realizar alguna actividad y puede llegar a disfrutar parcialmente de ella pero después o no le apetece hacerlo de nuevo o se siente tan cansado que ni lo intenta.

¿CUÁLES SON LOS SÍNTOMAS DE LA DEPRESIÓN?

Dividiremos los síntomas en cinco grandes grupos según el Comité Español para la Prevención y el Tratamiento de las Depresiones.

SÍNTOMAS FUNDAMENTALES. ALTERACIONES EMOCIONALES

Hacen referencia a las alteraciones del *estado de ánimo*. Son la característica fundamental de la depresión.

Incluyen: cambios en el estado de ánimo, tristeza, pesimismo, falta de ilusión, desesperanza, tendencia al llanto, *anhedonia* y pérdida de reacción a los estímulos externos.

Estos síntomas los explicamos a continuación:

- El más específico es la ***tristeza vital* o *tristeza patológica***. Se denomina también *humor depresivo*, *humor disfórico* o simplemente *depresión*. Se caracteriza por su calidad negativa, desagradable, difícil de expresar.

Es el síntoma central de las depresiones típicas pero a veces puede no estar presente o ser difícil de detectar.

Otras veces puede estar oculto porque otro de los síntomas sea más predominante.

Diferencias entre tristeza normal y patológica

Tristeza normal: influye sobre la esfera de la *emoción* y del *afecto*. Es una *reacción* normal del organismo ante un estímulo (siempre existe un motivo), que se presenta de forma casi inmediata a la aparición del estímulo, con una duración e intensidad adecuadas al motivo que las produjo y que para la persona que lo padece se presenta como una experiencia ya conocida.

Tristeza patológica o depresión: es un trastorno del estado del *ánimo*. Es un *estado*, no una reacción. Se caracteriza por un hundimiento

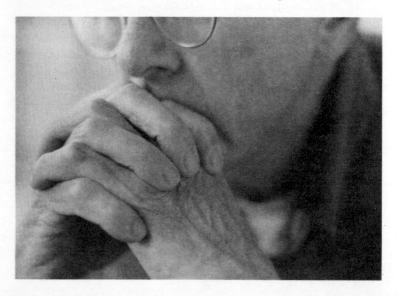

generalizado del tono vital que no siempre se acompaña de un motivo desencadenante, y que puede aparecer hasta 6 meses después de la causa que lo produjo. Se presenta con una intensidad y duración desproporcionada (siempre mayor de la esperada) al estímulo inicial.

- La *anestesia afectiva* o «sentimiento de falta de sentimientos» hace referencia a la falta marcada de reactividad ante las cosas que le rodean. El individuo tiene la sensación de no sentir nada o de ser incapaz de sentir algo hacia las personas queridas.
- Los pacientes deprimidos también presentan *anhedonia* o incapacidad para experimentar placer. Es la incapacidad de disfrutar con las actividades que antes sí le producían placer.

Es un síntoma fundamental en los pacientes deprimidos pero también aparece en otros trastornos psiquiátricos como la esquizofrenia y en las lesiones del lóbulo frontal del cerebro.

- En ciertos pacientes predomina la *irritabilidad* o *disforia* a la tristeza. Esto sucede de forma más frecuente en las depresiones de niños y adolescentes.
- La alteración del ánimo puede estar enmascarada por otros síntomas como agitación, malestar, ansiedad, consumo excesivo de alcohol, exacerbación de fobias o preocupaciones hipocondríacas.

SÍNTOMAS BIOLÓGICOS O SOMÁTICOS

La depresión puede producir cualquier tipo de alteración del funcionalismo somático. Son muy frecuentes y fáciles de objetivar pero poco específicas ya que también son muy frecuentes en enfermos con problemas médicos y quirúrgicos.

Las alteraciones somáticas más frecuentes son:

- **Alteraciones del sueño:** se ve cualquier tipo de alteración del patrón normal de sueño, desde el insomnio de conciliación, al sueño fragmentado, despertar precoz y sueño no reparador. Pero lo más frecuente es el insomnio con un despertar precoz (se despiertan de madrugada, unas 2 horas antes de lo habitual, y son incapaces de volver a conciliar el sueño).

También puede aparecer un insomnio de conciliación (les cuesta dormirse) sobre todo en las depresiones leves-moderadas asociadas a un importante componente ansioso.

La hipersomnia es más rara pero se ve en las formas no típicas de depresión y en las fases depresivas de los trastornos depresivos bipolares que debutan en la adolescencia.

- **Alteraciones del apetito:** lo más frecuente es una importante disminución del apetito y del peso. Se pierde el apetito de forma típica con una marcada pérdida del placer por la comida.
- **Alteraciones del peso:** por lo general disminución de peso de un 5 por 100 o más del peso corporal en el último mes. El aumento del apetito y del peso son síntomas atípicos.
- **Alteraciones menstruales.**
- **Alteraciones sexuales** con una pérdida marcada de la líbido o del deseo sexual.
- **Estreñimiento.**
- **Astenia** o sensación de fatiga, de falta de energía, fatigabilidad. Los pacientes sufren una disminución de la vitalidad que les conduce a una limitación de su actividad habitual y a un cansancio exagerado que aparece incluso tras un esfuerzo mínimo.
- **Algias** o dolores diversos, molestias físicas, preocupaciones hipocondríacas. Estos síntomas pueden enmascarar el diagnóstico de las depresiones encubiertas o enmascaradas o equivalentes depresivos. Son más frecuentes en niños, ancianos y personas de nivel socio-cultural bajo.
- **Alexitimia:** es la incapacidad para describir con palabras el estado de ánimo. Se supone que estos pacientes lo expresarían mediante síntomas somáticos (anorexia nerviosa, depresión enmascarada...)
- **Alteraciones digestivas:** probablemente son las más frecuentes. Entre las múltiples manifestaciones destacamos el estreñimiento, la sequedad de boca, la dispepsia y los dolores abdominales inespecíficos.

ALTERACIONES DE LOS RITMOS VITALES
- Empeoramiento matutino y mejoría vespertina: el enfermo se encuentra peor de madrugada y por la mañana y mejora por la noche.
- Inicio en primavera y en otoño.
- Insomnio o despertar precoz.

ALTERACIONES DEL COMPORTAMIENTO Y DE LA CONDUCTA

Son poco específicos de la depresión ya que se observan en enfermedades neurológicas como el Parkinson y las demencias y otras enfermedades psiquiátricas.

Destacan la disminución y el enlentecimiento del rendimiento vital, actitudes apáticas, fatigabilidad, disminución de la atención y de la capacidad de la atención, déficits de memoria, escasa necesidad de comunicación, disminución del impulso sexual, etc.

- **Disminución de la atención y de la concentración:** los pacientes se quejan con mucha frecuencia de quejas de pérdida de memoria reciente. Este dato es importante en ancianos para descartar el inicio de una demencia (*pseudodemencia depresiva*). En adolescentes se asocia a una disminución del rendimiento escolar.
- **Afectación de la conducta y del aseo personal** con abandono del autocuidado (ropa, peinado, aseo).
- **Inhibición psicomotriz o agitación.** En ancianos puede ser muy intensa.

ALTERACIONES DEL PENSAMIENTO. PENSAMIENTOS DEPRESIVOS

Estos síntomas derivan de la modulación del ánimo sobre la valoración negativa que el paciente hace sobre sí mismo, sobre lo que le rodea y sobre el futuro.

El paciente tiene una *visión negativa de su vida*, tanto en lo que se refiere al pasado (autorreproches, recuerdos tristes...), a sí mismo (sentimientos de inutilidad, de minusvalía, viéndose inferior a los demás, con una baja autoestima y con una incapacidad de realizar tareas que antes hacía sin dificultad) como al futuro (escasas perspectivas de futuro, visión del futuro como algo sombrío sin posibilidad de mejorar, desesperanza, ideas de muerte, etc.).

El contenido de los pensamientos tiene un marcado tinte *pesimista* y desagradable dentro de un amplio espectro de pensamientos, rumiaciones negativas y de sufrimientos que disgustan al paciente y le hacen sufrir.

En ocasiones estas ideas alcanzan un carácter *delirante*. Lo más frecuente es que los delirios sean de contenido depresivo y tengan que ver con ideas de culpa, de pérdida, de negación, de ruina y de enfermedad. Se les denomina *ideas deliroides* o *delirios congruentes*. En ocasiones estos delirios pueden ser incongruentes con el estado de ánimo del paciente (delirios de persecución y autorreferencia) que indican mayor gravedad y plantean el diagnóstico de un episodio esquizoafectivo.

Otras veces destaca la pérdida de interés hacia las cosas. El paciente se siente vacío interiormente y se atormenta con ideas de culpa, de inferioridad, de inutilidad, de ser un estorbo, con pérdida de la confianza en sí mismo y una perspectiva sombría del futuro.

Están presentes las ideas recurrentes de muerte y de suicidio, con pensamientos y actos suicidas o autoagresiones. Estos pensamientos van desde el deseo de que la vida termine cuanto antes hasta la aparición de ideas, intentos autolíticos o planes elaborados de suicidio. La depresión es el principal diagnóstico relacionado con el riesgo de suicidio.

Regla de las tres «D»: los pensamientos giran en torno a tres ideas: sentirse desesperado y desesperanzado, el desamparo propio y el sentirse desventurado o infeliz.

¿CUÁLES SON LOS SÍNTOMAS ATÍPICOS DE LOS EPISODIOS DEPRESIVOS?

Los criterios diagnósticos de los *episodios depresivos atípicos* según las pautas de la DSM-IV (cuarta edición del *Manual Diagnóstico y Estadístico de los Trastornos Mentales*) son los siguientes.

Puede aplicarse cuando estos síntomas predominan durante las dos semanas más recientes de un episodio depresivo mayor, o cuando estos síntomas predominan durante los últimos dos años de un trastorno distímico.

- Reactividad de estado de ánimo (el estado de ánimo mejora en respuesta a situaciones reales o potencialmente positivas).
- Dos o más de los siguientes síntomas:

  —Aumento significativo de peso o del apetito.
  —Hipersomnia.
  —Abatimiento (sentir los brazos o las piernas muy pesados o inertes).
  —Patrón de larga duración de sensibilidad al rechazo interpersonal (no limitado a episodios de alteración del estado de ánimo) que provoca un deterioro social o laboral bastante significativo.

- En el mismo episodio no se cumplen los criterios para los síntomas melancólicos ni para los síntomas catatónicos.

¿CUÁLES SON LOS TIPOS CLÍNICOS MÁS FRECUENTES?

Los diferentes tipos de cuadros depresivos se clasifican según la gravedad y según las características clínicas.

SEGÚN LA GRAVEDAD

Según la severidad o gravedad, distinguimos tres subtipos: leve, moderada y grave atendiendo al número total de síntomas que presente el paciente. Es importante destacar el grado de incapacidad funcional que produce cada tipo.

- **Leve:** sólo 4 síntomas (de los necesarios para el diagnóstico de depresión mayor). Hay incapacidad laboral, social, doméstica, etc. leve o apenas existe incapacidad.
- **Moderada:** entre 5 o 6 síntomas. Incapacidad entre leve y grave.
- **Grave:** presentan la mayoría de los síntomas (al menos 7). Severa incapacidad.

SEGÚN LAS CARACTERÍSTICAS CLÍNICAS

Depresión con síntomas melancólicos

Es un cuadro depresivo especialmente grave en el que existe una pérdida de interés o placer en todas o en casi todas las actividades, o una falta de reactividad a los estímulos habitualmente placenteros.

Las características principales de las depresiones con síntomas melancólicos son: la tristeza vital o dolor de existir, la arreactividad, culpabilidad excesiva o inapropiada, el empeoramiento matutino y la mejoría vespertina, la *anhedonia* completa o incapacidad para experimentar placer con falta de reactividad a estímulos agradables, el despertar precoz, la inhibición psicomotriz, la *anorexia* o pérdida del apetito y del peso (5 por 100 o superior en el último mes) y la pérdida marcada de la *libido* o impulso sexual.

Resumimos los síntomas más característicos:

- *Anhedonia:* es la característica esencial de la depresión con síntomas melancólicos. La *anhedonia* se define como la incapacidad para experimentar placer (no es una disminución sino la ausencia de dicha capacidad).
- Pérdida de reactividad emocional ante estímulos placenteros. El paciente no logra sentirse mejor ni siquiera cuando sucede algo agradable.
- Variación diurna del estado de ánimo (peor por las mañanas).
- Despertar precoz (al menos 2 horas antes de lo habitual).
- Agitación o enlentecimiento psicomotor.
- Pérdida de peso o anorexia significativa.
- Sentimientos excesivos o inapropiados de culpa.

Es más frecuente en los pacientes ancianos en los que hay que hacer un diagnóstico diferencial con la demencia.

Depresión con síntomas psicóticos

Los síntomas psicóticos son las *alucinaciones* y las *ideas delirantes*.

Las *ideas delirantes* son creencias erróneas de las que se tiene una convicción absoluta y que resultan imposibles de modificar con argumentos lógicos. Suelen ser ideas imposibles o absurdas.

Estas ideas delirantes son congruentes con el estado de ánimo depresivo del paciente. Las más frecuentes son las ideas de culpa (por ejemplo, se cree responsable de algún fallecimiento o de la enfermedad de un familiar), de ruina (piensa que está arruinado, que lo ha perdido todo, que le van a embargar todos sus bienes, que tiene deudas que no va a poder pagar, etc.) o hipocondríacos (por ejemplo, piensa que tiene una enfermedad grave e incurable).

Las *alucinaciones* son las percepciones sin objeto, sin estímulo externo. Lo más frecuente son las alucinaciones auditivas. Por ejemplo, oír voces que le culpen por sus defectos. Es importante hacer un diagnóstico diferencial con la esquizofrenia.

Para el diagnóstico de depresión con síntomas psicóticos se deben cumplir los criterios de depresión mayor más la presencia de alucinaciones o ideas delirantes.

Estos síntomas dan idea de gravedad importante.

Depresión con síntomas atípicos

Presencia de síntomas distintos a los que aparecen normalmente en los pacientes. Estos síntomas son la *hiperfagia* o aumento del apetito, el aumento de peso, *hipersomnia* o aumento de las horas de sueño y la marcada hipersensibilidad al rechazo interpersonal (de los demás hacia él).

Resumimos los síntomas más característicos:

- Reactividad emocional o reactividad del estado de ánimo (mejoría del estado de ánimo ante acontecimientos reales positivos). Es la característica principal.
- Hiperfagia o aumento de apetito y de peso.
- Hipersomnia.
- Sensación de abatimiento o pesadez en las extremidades.
- Hipersensibilidad al rechazo interpersonal no limitado al episodio depresivo. Esta hipersensibilidad provoca un deterioro social y laboral significativo.

Este tipo de depresión es 2-3 veces más frecuente en mujeres y sujetos jóvenes con un curso más crónico con una recuperación parcial entre los episodios. Se ven con frecuencia asociados a trastornos de la personalidad y de ansiedad.

Depresión con síntomas catatónicos

Se aplica al cuadro depresivo dominado por síntomas motores como la inmovilidad, la actividad motora excesiva y carente de propósito, el negativismo extremo...

Los pacientes presentan *mutismo*, posturas y movimientos extraños, inmovilidad o agitación y negativismo. Es muy raro.

Depresión en el paciente bipolar

Es la depresión que aparece en los pacientes que presentan antecedentes de al menos un episodio de *manía* o *hipomanía*.

Depresión postparto

Es normal que en los diez días posteriores al parto las mujeres sufran alteraciones del ánimo con ánimo deprimido y llanto. Todos estos síntomas desaparecen en un par de días y no significan el inicio de una depresión postparto.

Dos de cada mil nacimientos se complicarán con trastornos mentales graves, de los que casi el 75 por 100 será una depresión postparto. El episodio depresivo se inicia en las 4 primeras semanas tras el parto, aunque puede surgir incluso después de 3 meses tras el nacimiento.

La sintomatología es similar a los trastornos depresivos pero se añade la presencia de un bebé que requiere cuidados y la alteración de la vida familiar que esto conlleva.

Si el tratamiento es correcto la duración suele ser corta y de buen pronóstico de recuperación. El riesgo de recurrencia en partos posteriores es de 1 de cada 7.

Depresión con patrón estacional

El paciente sufre episodios depresivos generalmente en las épocas de menos luz (otoño e invierno), mejorando el cuadro en primavera.

Predomina la hiperfagia y la hipersomnia.

¿CUÁL ES EL CURSO CLÍNICO Y LA EVOLUCIÓN HABITUAL DE LA DEPRESIÓN?

La duración del episodio depresivo es muy variable, desde 1 a 3 meses hasta 1 o 2 años. La historia natural de un episodio depresivo sin tratamiento es de 6 a 12 meses.

Los factores de mal pronóstico de una depresión son:

- Gravedad clínica de la depresión.
- Sexo femenino.
- Edad avanzada.
- Bajo nivel educativo.
- Escaso apoyo sociofamiliar.

- Trastornos de la personalidad.
- Presencia de consumo de sustancias tóxicas.

Por consenso se definen dos puntos de corte para diferenciar las presentaciones clínicas más frecuentes:

- *Episodio depresivo o depresión mayor* es el trastorno depresivo de al menos 2 semanas de duración con una intensidad *importante*.
- *Distimia* es aquel síndrome depresivo de más de 2 años de duración con una *intensidad leve*.

La evolución natural de los trastornos depresivos es la crónica recurrente presentando varios episodios a lo largo de la vida del paciente. Cada episodio suele durar unos 6 meses como media, aunque hay variaciones. Puede presentarse un episodio único. Pero los pacientes que han sufrido más de 3 tienen mayor probabilidad de tener más episodios en su vida.

Aproximadamente el 20 por 100 de los trastornos depresivos tienen una evolución crónica. La distimia, por definición, tiene una duración superior a 2 años.

¿CUÁLES SON LAS FORMAS DE EVOLUCIÓN CLÍNICA DE LA DEPRESIÓN?

Las más frecuentes se resumen a continuación.

EPISODIO ÚNICO
Es la presencia de un *episodio depresivo aislado*. La duración del episodio debe ser de al menos 2 semanas. La frecuencia de presentación es escasa, menos del 30 por 100 de los casos.

DEPRESIÓN RECURRENTE
(O TRASTORNO DEPRESIVO MAYOR RECIDIVANTE)
Se define como la presencia de 3 o más episodios. Es la forma más frecuente, más del 70 por 100 de los casos.

En el caso de la *depresión unipolar*, sobre todo en las formas *endógenas*, la recurrencia suele ser de 1 episodio cada 5 años, y cada episodio dura unos 6 meses de media. Por tanto, ante pacientes que pasan libres de episodios depresivos más de 5 años el riesgo de presentar otro, aunque existe, es menor.

DEPRESIÓN PERSISTENTE
Según la CIE-10 se incluyen dos categorías diagnósticas:

- **Distimia:** depresión crónica del estado de ánimo de varios años de duración (al menos 2 años) pero con una intensidad no suficientemente grave como para diagnosticar un episodio depresivo mayor.
- **Ciclotimia:** inestabilidad persistente del estado de ánimo que conlleva períodos de depresión y euforia leves sin llegar a ser un trastorno bipolar.

DEPRESIÓN CRÓNICA

Es el tipo que tiene presenta criterios clínicos de depresión con una duración de más de 2 años. La frecuencia se sitúa en el 20 por 100 de los casos, es decir, el 20 por 100 de los pacientes con depresión presentan episodios cuya duración es mayor a 2 años. Se considera depresión crónica porque hemos expuesto que la duración media habitual de un episodio depresivo es de 2 años.

Los factores asociados a una depresión crónica son:

- Persistencia de estresores ambientales o sociales.
- Personalidad alterada de base.
- Comorbilidad con otros trastornos (ansiedad, alcoholismo, etc.).
- Depresión en los ancianos.
- Depresión en la adolescencia.
- Resistencia a los tratamientos.

DISTIMIA

Depresión crónica, de más de 2 años de duración, con una intensidad leve. Se asocia a personalidad neurótica.

Aunque sea un tipo de depresión leve en cuanto a la intensidad de los síntomas se considera grave en cuanto al riesgo de suicidio, al tiempo de evolución y a la resistencia a los tratamientos. La recidiva es muy frecuente.

DEPRESIÓN DOBLE

Asociación de depresión mayor y distimia. La mayoría de los episodios son de distimia. Presenta peor pronóstico.

TRASTORNO AFECTIVO ESTACIONAL

Se caracteriza por episodios de trastorno bipolar o de depresión mayor recurrente que se producen durante un período de 60 días en los meses de invierno. Para el diagnóstico es fundamental que se produzcan al menos 3 episodios de alteraciones del estado de ánimo en 3 años distintos de los cuales 2 o más tienen que ser en años consecutivos. Es muy infrecuente.

DEPRESIÓN BREVE RECURRENTE
(O TRASTORNO AFECTIVO BREVE RECURRENTE)

Episodios depresivos de pocos días de duración que se presentan más de 12 veces al año. Muy poco frecuente.

DEPRESIÓN RESISTENTE

Ausencia de respuesta tras varios tipos de tratamiento antidepresivo. El 10 por 100 de las depresiones son resistentes.

Se habla de resistencia a un tratamiento cuando el paciente no mejora en el plazo de tiempo necesario para el efecto del fármaco, tras el uso de fármacos adecuados a dosis suficientes.

Es necesario haber usado de forma adecuada (en tiempo y dosis) al menos 3 fármacos antidepresivos que pertenezcan al menos a dos grupos farmacológicos básicos.

Se habla de *pseudorresistencia* cuando los pacientes no mejoran del episodio porque no se ha esperado el tiempo suficiente, no se ha empleado la dosis adecuada, ni fármacos eficaces o los pacientes no toman la medicación de forma correcta o emplean otros fármacos que contrarrestan o disminuyen su eficacia.

Ante un paciente resistente al tratamiento antidepresivo es necesario investigar los siguientes aspectos:

- ¿Está el paciente tomando una dosis correcta?
- ¿Lleva el tiempo suficiente? (de 6 a 8 semanas).
- ¿Está cumpliendo bien la pauta?
- ¿Hay factores sociales estresantes o de la personalidad que no estamos tratando?
- ¿Es en realidad una depresión o está asociada a otros trastornos? (médicos o psiquiátricos).
- ¿Está tomando alcohol, drogas o medicamentos que interfieran?
- ¿El antidepresivo es el correcto para el tipo de depresión que presenta el paciente?
- ¿Está indicado asociar un tratamiento de psicoterapia?

Es importante destacar que, incluso las formas más resistentes, acaban respondiendo a las estrategias terapéuticas existentes por lo que no debemos perder la esperanza y abandonar la lucha.

TRASTORNO BIPOLAR

Curso cíclico con episodios depresivos y fases maníacas o hipomaníacas. Representa el 10-20 por 100 de las depresiones. El 90 por 100 de los pacientes que presentan un episodio maníaco presentará episodios depresivos en el futuro. Afecta al 1,5-2 por 100 de la población.

¿QUÉ ES UN EQUIVALENTE DEPRESIVO O DEPRESIÓN ENMASCARADA?

Es una forma de presentación clínica de la depresión. En ella la tristeza y el ánimo deprimido no son las manifestaciones más llamativas sino que predominan las preocupaciones somáticas o físicas frente a las psíquicas. Estos síntomas físicos predominantes ocultan los síntomas emocionales (tristeza y *anhedonia*).

Los equivalentes depresivos puros son muy raros por lo que siempre hay que investigar unos síntomas depresivos mitigados: tristeza y angustia, insomnio y alteraciones del sueño, inhibición psíquica y motora, desesperanza, anhedonia, etc.

El 20-30 por 100 de los pacientes que acuden cada día a una consulta de Atención Primaria padece este síndrome depresivo. Uno de los principales problemas de este cuadro que dificulta el diagnóstico es que el propio paciente no es consciente de su situación porque a él le preocupa su cuadro médico.

Las principales quejas por las que consulta el paciente son quejas somáticas o molestias de apariencia física que dejan a la tristeza y al ánimo deprimido en un segundo plano.

Estas quejas somáticas o físicas son síntomas inespecíficos y bastante vagos, sin que se demuestren lesiones tras los exámenes y exploraciones médicas.

Las principales quejas por las que consultan los pacientes son:

- **Quejas psíquicas enmascaradas**

  —Conductas de riesgo.
  —Drogodependencias.
  —Juego patológico.
  —Anorexia, bulimia.
  —Fobias.
  —Hipocondría.
  —Pseudodemencia.
  —Obsesiones.
  —Accidentes repetidos: domésticos, caídas, etc.

- **Quejas somáticas enmascaradas**

   —Dolores inespecíficos: cefaleas, dolores cervicales, lumbares, abdominales, musculoesqueléticos, *parestesias*...
   —Trastornos de los sentidos: vértigos y mareos sin base orgánica, alteraciones de la visión de los colores, del gusto, del olfato...
   —Alteraciones neurológicas y neurovegetativas: fatiga, cansancio, debilidad, pérdida de energía, tics, sudoración excesiva, lipotimias, temblores, astenia, sofocos...
   —Trastornos digestivos: meteorismo, aerofagia, estreñimiento, colitis, diarrea, *dispepsia*...
   —Alteraciones cardiacas y circulatorias: palpitaciones, alteraciones del ritmo, dolores precordiales, hipertensión arterial...
   —Otros: disnea o sensación de falta de aire, rinitis, asma, *enuresis nocturna*, impotencia, *eccema*, *alopecia*, *equimosis*...

Este tipo de depresión también puede ser tratada mediante antidepresivos.

LA DEPRESIÓN SECUNDARIA

Entre sus labios temblaba una sonrisa melancólica, tan pequeña que era más bien un esbozo. (...) Me miraba resignada, con una pálida piedad. (...) ¿Hace mucho tiempo? Hice un esfuerzo: desde que enfermaste, dije. (...) Repentinamente, titubeé, se me aflojó la garganta y rompí a llorar. Nunca había llorado ante ella y, entonces, me cogió de las manos y me sentó a su lado, en el sofá, dejando que mi cabeza reposara en su hombro. Me acarició la frente: no te aturdas; déjate vivir, decía. (...) Estás un poco trastornado con mi operación, eso es todo. Debes serenarte, añadió.

Miguel Delibes, *Señora de rojo sobre fondo gris.*

¿QUÉ ES UNA DEPRESIÓN SECUNDARIA?

Se denomina así a los síntomas depresivos o la depresión en sí misma que aparecen en el transcurso de enfermedades médicas.

Algunos estudios han demostrado que se detectan *síntomas depresivos* de importancia en el 30-50 por 100 de los pacientes que padecen enfermedades médicas mientras que la *depresión* asociada a dichas enfermedades médicas se sitúa entre el 10-35 por 100 de los pacientes, dependiendo de la enfermedad.

Una parte importante de los pacientes que padece enfermedades crónicas graves presentan, o pueden presentar, cierta ansiedad y tristeza, pero no todos desarrollan un verdadero episodio ansioso o depresivo.

Las enfermedades graves producen en los pacientes respuestas normales de hundimiento y abatimiento psicológico que no es una depresión entendida como tal sino un estado de reacción frente a un acontecimiento vital estresante. Según Cassem las fases de este estado suelen ser dos:

- **Aguda:** caracterizada por amargura, desesperanza, pérdida de la autoestima y miedo a la muerte.
- **Subaguda:** donde predominan los sentimientos de invalidez, debilidad, miedo y desmoralización.

En la mayoría de los casos la depresión se considera como algo lógico y normal en el transcurso de la enfermedad pero no es cierto. Por tanto, ante la presencia de síntomas depresivos o ansiosos de importancia, que persistan en el tiempo o que no mejoren en el proceso de adaptación normal del paciente a su nueva situación, se evitará catalogar dicho estado de comprensible y normal, y se realizará un tratamiento adecuado.

El trastorno afectivo (depresión) y la enfermedad médica pueden coexistir en un mismo paciente por diversas razones que resumimos a continuación:

- Ambos procesos se presentan en el mismo paciente y se asocian sin relación de causa aparente, como dos procesos independientes, pero que coinciden en el tiempo.
- El trastorno depresivo es una *reacción psicológica de adaptación* a la enfermedad médica, a los problemas generados por la propia enfermedad sobre el paciente.
- El trastorno afectivo (depresión) se presenta como consecuencia *biológica* de la propia enfermedad médica en un paciente susceptible de padecer una depresión. Esto es lo que se denomina *trastorno depresivo secundario*.

En este capítulo vamos a intentar hablar de este último apartado, del *trastorno depresivo secundario* y a mostrar las diferentes enfermedades médicas que pueden asociar una depresión como consecuencia biológica de la enfermedad.

De forma general, si el trastorno depresivo se trata de forma correcta, asociado a un correcto tratamiento de la enfermedad médica, mejoran tanto el pronóstico de la enfermedad como la capacidad del paciente de sobrellevarla y de tolerar el tratamiento.

En general, las líneas de actuación en este tipo de depresiones que aparecen como *reacciones biológicas* de la propia enfermedad se basan en:

- *Tratar la enfermedad médica* que produjo la depresión hasta donde sea posible o, al menos, *paliar los síntomas*. Este es el punto clave porque, como veremos más adelante, al mejorar la enfermedad o regular los niveles de las sustancias implicadas tanto en la génesis de la enfermedad médica como de la depresiva, etc. mejoraremos la depresión.
- Si el tratamiento de la enfermedad médica no es posible, o la enfermedad se controla pero no es curable o no existe mejoría del

cuadro depresivo a pesar de ello, se considerará la depresión como *depresión primaria* (la que surge independientemente de la enfermedad médica, como un cuadro *depresivo mayor*).

Se realizará el tratamiento farmacológico más adecuado para el paciente con los medios disponibles. En este tratamiento influyen tanto los efectos secundarios de la medicación que se suman a los de la terapia de las enfermedades médicas que padezca, la propia enfermedad médica del paciente y las interacciones de los distintos fármacos entre sí, que pueden disminuir o aumentar sus efectos.

- *Terapia psicológica de apoyo*. No podemos olvidar que el paciente sufre también reacciones psicológicas ante dicha enfermedad, con pérdida de la autoestima, cambios sociolaborales y familiares, etc.

¿CUÁLES SON LAS CARACTERÍSTICAS DE LA DEPRESIÓN SECUNDARIA EN LAS ENFERMEDADES MÉDICAS?

Muchas enfermedades médicas producen síntomas similares a los de los trastornos de ansiedad y depresión. El diagnóstico a veces no es fácil. Muchos de los síntomas de una enfermedad médica se solapan con los de una depresión: cansancio, pérdida del apetito, insomnio, apatía, etc.

Es útil, por tanto, conocer los criterios diagnósticos de la Organización Mundial de la Salud (CIE-10) y de la American Psychiatric Association (DSM-IV) para este tipo de trastornos. El criterio de inclusión es «la presencia de un cuadro de ansiedad o depresión como consecuencia de un presunto trastorno orgánico y no como mera expresión emocional del conocimiento de la presencia de éste».

Los datos que pueden ayudarnos a identificar que una depresión se debe a una enfermedad médica son:

- Evidencia de la enfermedad médica.
- Relación temporal entre el inicio, exacerbación o remisión de la enfermedad médica y los síntomas ansiosos o depresivos.
- Rasgos *atípicos* (no habituales): edad de inicio del cuadro ansioso o depresivo, curso del cuadro depresivo, ausencia de historia familiar de depresión, etc.
- Pruebas, en la bibliografía médica, de que existe esa asociación.
- Ausencia de otra etiología que explique mejor la depresión.

¿CUÁLES SON LAS ENFERMEDADES MÉDICAS MÁS FRECUENTES ASOCIADAS A DEPRESIÓN? ¿CUÁLES SON SUS CARACTERÍSTICAS MÁS IMPORTANTES?

A continuación, vamos a intentar resumir las diferentes características de la depresión que se asocia a las enfermedades médicas más frecuentes que hemos enumerado en el esquema anterior.

ENFERMEDADES CARDÍACAS

Infarto agudo de miocardio (iam)
El hecho de que un paciente sufra un infarto agudo de miocardio genera cierto grado de ansiedad debido al miedo de una muerte inminente. Esta ansiedad por lo general disminuye según pasa el tiempo.

Los estudios de depresión en los eventos coronarios (infartos, anginas de pecho, cirugía cardíaca, etc.) indican que entre el 20-60 por 100 de los pacientes la padecen. Esto se traduce en que a los 3 meses del infarto agudo de miocardio 1 de cada 3 pacientes presentará criterios clínicos de depresión. No parece existir relación entre la extensión del infarto y la mayor prevalencia de depresión, aunque se ha visto que hay más probabilidad de que aparezca en mujeres frente a varones.

La depresión después de un IAM tiene unas implicaciones pronósticas destacables:

- Aumenta la morbilidad (hay dudas sobre si disminuye la expectativa de vida).
- La *depresión postinfarto* es un buen predictor de la mortalidad en el seguimiento de los pacientes que han sufrido un infarto.
- Tardan más en reincorporarse al trabajo.
- Están sometidos a mayor grado de estrés.

También es importante destacar que los pacientes depresivos tienen una mortalidad más elevada por eventos de origen cardiovascular que la población general.

ENFERMEDADES NEUROLÓGICAS

Enfermedad vascular cerebral, ictus
La mayoría de los pacientes que sufren este tipo de accidentes vasculares (25-50 por 100) cumplen criterios de trastornos de ansiedad.

Los trastornos depresivos se presentan entre el 20-60 por 100 de los pacientes, con una clínica indistinguible de la *depresión primaria*

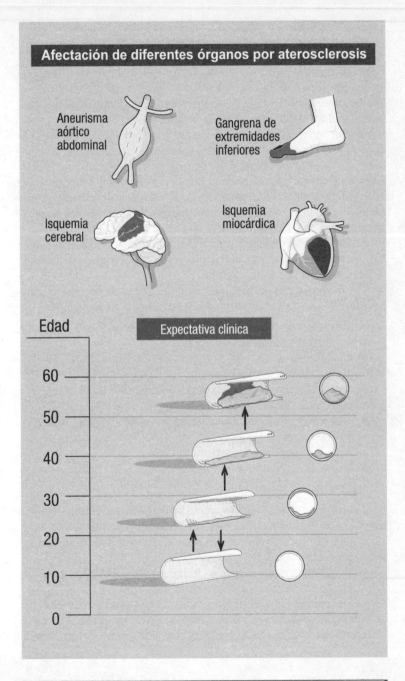

Afectación de diferentes órganos por aterosclerosis

Aneurisma aórtico abdominal

Gangrena de extremidades inferiores

Isquemia cerebral

Isquemia miocárdica

Edad

Expectativa clínica

(la depresión que aparece independientemente de la enfermedad médica que estudiamos y no como consecuencia de ésta).

Los síntomas depresivos pueden aparecer en cualquier momento de la evolución de la depresión, desde el momento agudo hasta meses después, aunque lo habitual, un 66 por 100, es que aparezca en el momento agudo del accidente. La duración media habitual de la depresión tras el accidente vascular es de un año.

Ya que en estos procesos la clínica de la depresión *secundaria* es indistinguible de la *primaria*, probablemente la depresión que aparece en el momento agudo tenga su origen en las *alteraciones bioquímicas* que se producen debidas al infarto cerebral (*depresión secundaria*), y la que aparece después se deba más a la desesperanza que producen las limitaciones físicas, las complicaciones y las secuelas del mismo.

La localización de la lesión también es importante ya que la depresión es más frecuente si se afecta el hemisferio izquierdo cerebral en la zona más próxima al lóbulo frontal.

Los factores de riesgo de desarrollar una depresión en estos pacientes son:

- Afectación del lóbulo frontal en el hemisferio izquierdo.
- Accidente vascular cerebral previo.
- *Afasia sensitiva.*
- *Atrofia subcortical* previa.
- Antecedentes personales de trastornos afectivos (depresión).
- Antecedentes familiares de trastornos afectivos (depresión).
- Acontecimientos vitales estresantes.
- Edad avanzada.
- Ausencia de apoyos sociales.
- Personalidad *neurótica previa.*

Demencia

La *enfermedad de Alzheimer* se asocia a depresión en un 10-20 por 100 y la *demencia multi-infarto* en un 25 por 100. En esta última tampoco se ha demostrado correlación entre el grado de demencia y la gravedad de la depresión.

La depresión aparece casi en el 50 por 100 de los pacientes con enfermedad de Alzheimer en sus fases iniciales.

Al igual que en los accidentes vasculares cerebrales la depresión en las *demencias multi-infarto* aparece con más frecuencia cuando la lesión se localiza en la región más próxima al lóbulo frontal del hemisferio cerebral izquierdo.

El diagnóstico diferencial entre la depresión en los ancianos y la depresión secundaria o consecuencia de la demencia es complicado. La clínica de ambas es muy similar: *apatía*, pérdidas de memoria, alteraciones de la concentración, etc. De todo ello hablamos de forma más amplia en el capítulo dedicado a la depresión en la tercera edad.

Epilepsia

La depresión es el trastorno psiquiátrico más frecuente que se asocia en estos pacientes. Estos cuadros depresivos son más frecuentes en mujeres. No está claro si existe alguna relación entre el tipo de epilepsia y la depresión, pero, una vez más, se ha visto que aparecen más depresiones en las epilepsias que se localizan en el hemisferio izquierdo.

Los pacientes epilépticos con trastornos depresivos tienen tasas más elevadas de *tentativas de suicidio* y de *suicidios consumados* por métodos violentos que la población general. El riesgo de suicidio en estos pacientes es cinco veces superior al de la población normal.

Cefaleas

Los pacientes que sufren cefaleas y migrañas de forma crónica presentan episodios depresivos con más frecuencia (20 por 100). Además, la cefalea es una queja habitual de los pacientes depresivos y se asocia también a síntomas de *ansiedad*. La *cefalea tensional*, tan frecuente, puede ser una reacción del individuo ante un acontecimiento vital estresante.

Muchos antidepresivos tienen una indicación en el tratamiento de las *cefaleas tensionales* con excelentes resultados.

Enfermedad de Parkinson

Aproximadamente el 40 por 100 de los pacientes con enfermedad de Parkinson desarrollan una depresión. Parece que es más frecuente en mujeres y si tienen antecedentes de trastorno afectivo.

Existe correlación entre la depresión y el grado de incapacidad o de afectación de la realización de las actividades básicas de la vida diaria, pero no con la duración de la enfermedad de Parkinson.

La mayoría de los pacientes, casi la mitad, presentan los síntomas depresivos al inicio de la enfermedad.

Los síntomas depresivos pueden preceder a los propios de la enfermedad de Parkinson o aparecer durante su evolución. En estos casos también es difícil diferenciar si la depresión es *primaria* o *secundaria* por la cantidad de síntomas que comparten.

Esclerosis múltiple

Es muy frecuente la asociación con enfermedad psiquiátrica y tasas elevadas de suicidio. La depresión es el trastorno psiquiátrico más frecuentemente asociado a la esclerosis múltiple, entre el 25-50 por 100. En un 20 por 100 de los casos, la depresión precede a los síntomas clásicos de esta enfermedad.

El origen de la depresión en la esclerosis múltiple, es complejo pero se asocia tanto a las alteraciones cerebrales y al proceso propio de *desmielinización* que define a esta enfermedad como a la reacción psicológica que sufren los pacientes debido a la incapacidad que produce.

Tumores del sistema nervioso central

Los tumores que se localizan en el lóbulo frontal son los que producen los procesos psiquiátricos con más frecuencia, siendo la depresión la más frecuente de todos.

La mayoría de las veces la clínica de la depresión y la del cuadro neurológico son similares. A veces estos síntomas depresivos preceden a la aparición de los síntomas neurológicos específicos de los tumores craneales.

Traumatismos craneoencefálicos

Entre el 25-50 por 100 de los pacientes que sufren un *traumatismo craneoencefálico* presentan un trastorno depresivo y síntomas de ansiedad los primeros meses tras el traumatismo. Esto implica mayores tasas de *suicidios* y de *tentativas de suicidio*.

La clínica a veces se solapa, pudiendo confundirse los propios del traumatismo con los de la depresión: alteraciones de memoria, apatía, irritabilidad, cefalea, *labilidad emocional*, etc.

Los síntomas depresivos pueden aparecer en cualquier momento tras el traumatismo, desde el momento agudo hasta años después. De la misma forma que en los accidentes vasculares cerebrales parece que la depresión que aparece más próxima en el tiempo al traumatismo se deba a la propia lesión cerebral y la que aparece de forma más tardía se asocie a procesos adaptativos de reacción ante las secuelas, incapacidades, etc.

ENFERMEDADES ENDOCRINOLÓGICAS Y METABÓLICAS

Diabetes mellitus

Existe una tasa muy elevada de depresión y ansiedad en los pacientes diabéticos. Algunos estudios afirman que es hasta tres veces más frecuente que en la población no diabética.

Es más frecuente en mujeres que en varones. No se han visto diferencias entre diabéticos tratados con *insulina* y los tratados sólo con dieta o *antidiabéticos orales*. Parece que en los tratados con insulina el cuadro depresivo es más precoz.

La sintomatología clínica de la depresión en los diabéticos es idéntica a los no diabéticos, aunque la pérdida de peso no se usa como criterio diagnóstico de la depresión en los diabéticos dado que es uno de los síntomas principales del *debut* diabético o puede aparecer como consecuencia del tratamiento dietético.

La depresión en diabéticos se asocia a peores controles glucémicos que a su vez desencadenan más complicaciones médicas (renales, oftalmológicas, infecciones, etc.). El peor control de la glucemia puede ser debido al mal cumplimiento del tratamiento, por lo que es fundamental iniciar un tratamiento antidepresivo para corregir de forma precoz los síntomas depresivos y controlar las glucemias para evitar las complicaciones.

Hipertiroidismo

Aunque los trastornos psiquiátricos más frecuentes son los de *ansiedad generalizada* y el *trastorno de angustia*, la depresión se presenta casi en el 30 por 100 de los hipertiroideos.

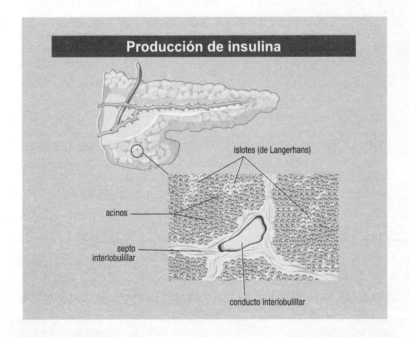

Producción de insulina

islotes (de Langerhans)

acinos

septo
interlobulillar

conducto interlobulillar

Hipotiroidismo

Son muy frecuentes los síntomas depresivos y los trastornos depresivos en los pacientes hipotiroideos. Determinados síntomas tiroideos se solapan con los depresivos: *apatía*, letargia, tristeza, alteraciones del sueño, aumento de peso, etc. La terapia con hormonas tiroideas como tratamiento del hipotiroidismo mejora la sintomatología depresiva.

Enfermedad de Cushing

La prevalencia de trastornos depresivos está en torno al 35-50 por 100 de los pacientes con síndrome de Cushing. Alrededor del 25 por 100 de los casos los síntomas depresivos aparecen antes del diagnóstico.

En este tipo de depresiones predominan la irritabilidad y la labilidad emocional. Este depresión se debe al aumento de los niveles del *cortisol* en sangre, hormona secretada por las *glándulas suprarrenales*. El tratamiento correcto de esta depresión se basa en normalizar los niveles del *cortisol*.

Hiperparatiroidismo

Los síntomas son similares a los de una depresión en el 30 por 100 de los casos aproximadamente. Parece que existe correlación entre los niveles de calcio y los síntomas depresivos y que los síntomas depresivos mejoran al normalizarse los niveles de calcio.

NEOPLASIAS (CÁNCER)

Neoplasias en general

El diagnóstico de un cáncer produce en los individuos que lo padecen unas reacciones psicológicas que están relacionadas con el miedo a la muerte, a la recurrencia del cáncer, al dolor o molestias derivadas del propio cáncer y de los tratamientos con cirugía, *quimioterapia* y *radioterapia*, con la sensación de incapacidad y dependencia de la familia y de otras personas, del personal sanitario, con el miedo a la pérdida de una parte del cuerpo o de su función, a la imposibilidad de llevar a cabo sus proyectos de vida, a la pérdida de relaciones sociales, etc.

Estos aspectos, en resumen, son los siguientes:

- Miedo a las consecuencias de la enfermedad. *Muerte.*
- Miedo a la dependencia de la familia y del personal sanitario. *Dependencia.*
- Miedo a la pérdida de una parte del cuerpo o de una función. *Deformación.*

- Miedo al sufrimiento derivado de la enfermedad o de su tratamiento. *Molestias.*
- Miedo a la incapacidad y a la imposibilidad de cumplir sus objetivos. *Incapacidad.*
- Miedo a la pérdida de su papel social. *Ruptura.*

En el período inmediato tras el diagnóstico la mayoría de los
pacientes sufre estados de miedo, ansiedad y tristeza que remiten
cuando el paciente acepta y se adapta a su nueva situación. En este período es fundamental el apoyo de familiares y amigos.

Muchos de los pacientes diagnosticados de cáncer cumplen criterios
de trastornos psiquiátricos, siendo los más frecuentes los de *adaptación*
(68 por 100), los de *ansiedad* y los *depresivos.*

La tristeza y el ánimo deprimido son respuestas habituales en los
pacientes con cáncer. Pero muchos trastornos afectivos se consideran normales al estrés y no se tratan. Por ello es importante basar el diagnóstico
en criterios médicos y tratarlo como un cuadro depresivo y no considerar
que es normal y comprensible que un paciente canceroso se deprima.

El diagnóstico de depresión en el cáncer puede ser muy complejo, al
igual que en la mayoría de las enfermedades médicas, ya que se produce un
solapamiento de los síntomas generales y se comparten en ambos procesos. Los síntomas más comunes: cansancio, pérdida del apetito, alteraciones del sueño, insomnio, pérdida del interés por las cosas, etc. aparecen en
ambos procesos, por lo que es muy importante indagar detenidamente en
los *síntomas psíquicos* que nos orientarán mejor al diagnóstico de depresión. Estos síntomas son: desesperanza respecto al futuro y la mejoría, sentimientos de culpa y de autorreproches, pérdida de la autoestima, ideas de
muerte, pérdida del placer por las cosas que antes le agradaban, etc.

¿CUÁLES SON LOS FACTORES DE RIESGO DE DEPRESIÓN
EN LOS PACIENTES CON CÁNCER?

- Aislamiento social. Escaso apoyo de familia y amigos.
- Pérdidas recientes (viudedad, jubilación, desempleo, etc.).
- Personalidad con tendencia al pesimismo y al desánimo.
- Antecedentes personales de trastorno depresivo.
- Abuso de alcohol y sustancias.
- Ideas de suicidio o tentativas previas.
- Dolor que no se consigue controlar.
- Enfermedades médicas concurrentes.
- Tratamientos antineoplásicos.

¿CUÁLES SON LOS FACTORES DE RIESGO DE SUICIDIO
EN LOS PACIENTES CON CÁNCER?

- Depresión.
- Tentativa de suicidio previa.
- Amenazas suicidas.
- Antecedentes familiares de suicidio.
- Ausencia de apoyo social y familiar.
- Antecedentes psiquiátricos previos.
- Edad avanzada.
- Empeoramiento de la enfermedad.
- Abuso de sustancias.
- Dolor que no se controla.
- Desfiguración o cirugía.

¿CUÁLES SON LAS CONSECUENCIAS DE LA DEPRESIÓN
EN LOS PACIENTES ONCOLÓGICOS?

Pueden influir de manera negativa en la evolución de la enfermedad.

- Aumenta la estancia hospitalaria.
- Disminuye la capacidad de asumir autocuidados.
- Disminuye el cumplimiento de los tratamientos.
- Empeora la calidad de vida.
- Disminuye la supervivencia.

Si detectamos un trastorno depresivo en un paciente diagnosticado de cáncer es fundamental el tratamiento correcto y precoz del mismo ya que, si no se trata, la influencia negativa de la depresión sobre el cáncer puede hacer que disminuya la supervivencia. Además hay que tener en cuenta los efectos secundarios o adversos de los fármacos antidepresivos, ya que el 30 por 100 de los pacientes abandonan dicho tratamiento antes de alcanzar el objetivo terapéutico.

Un caso especial es el del cáncer de páncreas en el que la depresión aparece en el 50 por 100 de los casos. La mayoría de las veces la depresión se diagnostica antes que el propio cáncer. La clínica se comparte entre los dos procesos: *astenia*, *anorexia* y pérdida de peso.

ENFERMEDADES REUMATOLÓGICAS

Artritis reumatoide

Los cuadros depresivos parecen estar en relación con la incapacidad progresiva de la enfermedad y la dependencia.

Lupus eritematoso sistémico

Hasta el 11 por 100 de los pacientes presentan trastornos depresivos, además de otros trastornos psiquiátricos. Parece en relación a la propia enfermedad y al tratamiento crónico con fármacos del tipo de los *corticoides*.

Síndromes dolorosos crónicos

Existe una elevada asociación del dolor, tanto agudo como crónico, con síntomas ansiosos y depresivos. Es curioso, porque a mayor dolor se produce mayor ansiedad y viceversa: si la ansiedad es mayor, el dolor se percibe de forma más intensa y desagradable.

La depresión, aparece entre el 10-50 por 100 de los casos. Tanto la depresión como el dolor mejoran con tratamiento antidepresivo.

ENFERMEDADES DIGESTIVAS

Colon irritable, síndrome del intestino irritable

Hasta el 90 por 100 de los pacientes presentan trastornos psicológicos o psiquiátricos, siendo los más frecuentes la ansiedad (*crisis de angustia*) y la depresión. Los síntomas de angustia son más frecuentes que los depresivos.

El 20-40 por 100 de los pacientes presentan o han presentado un episodio depresivo siendo éste en ocasiones indistinguible de las quejas propias de la enfermedad.

Enfermedad de Crohn

Estos pacientes presentan una alta incidencia de trastornos ansiosos y depresivos. No hay que olvidar la posible relación de los tratamientos prolongados con *corticoides* en estos pacientes y la depresión.

ENFERMEDADES INFECCIOSAS

Sida

Los pacientes con Sida presentan diversos trastornos psiquiátricos: trastornos adaptativos, depresión, ansiedad, demencia, etc. Los trastornos depresivos aparecen en el 10-50 por 100 de los casos y no deben confundirse con la reacción emocional de tristeza o angustia generada por el diagnóstico.

La depresión como consecuencia del Sida en estos pacientes puede tener el siguiente origen:

- El *neurotropismo* del virus, o la predilección del virus por determinadas áreas cerebrales que están en relación con las emociones. Es la consecuencia directa del efecto del virus sobre dichas áreas del cerebro.
- El impacto psicológico de la enfermedad sobre el individuo. Reacción a los problemas psicosociales vinculados a la infección por el virus del VIH.
- Que se trate de dos procesos independientes que aparecen en el tiempo en el mismo paciente.
- Los fármacos utilizados en el tratamiento.

En estos pacientes además está incrementado el riesgo de suicidio, que puede llegar a ser hasta 36 veces superior a la población general. Este aumento del riesgo de suicidio se refiere tanto a los *suicidios directos*, en los que el paciente planea y ejecuta su propia muerte, como a los *equivalentes suicidas*, los que, sin buscar la muerte directamente, *juegan* con ella mediante conductas de riesgo, abuso de drogas, etc. De todo ello hablamos de forma amplia en el capítulo dedicado al suicidio.

El diagnóstico de depresión se basa en encontrar en los pacientes síntomas de tristeza, pérdida de la autoestima, pérdida del placer por las cosas, sentimientos de culpa, falta de motivación y de interés, autorreproches, ideación suicida, etc. además de los comunes de la depresión y que presentan todos los pacientes con Sida con y sin depresión como fatiga, pérdida de peso e insomnio.

Uno de los factores que mejor predice el desarrollo de depresión en los pacientes infectados por el VIH es el antecedente personal de episodios depresivos. También tienen su importancia los síntomas físicos que aparecen en la evolución de la infección por el VIH (*seropositivo*) a Sida o enfermedad establecida.

Los pacientes con Sida también pueden presentar el denominado *complejo demencia-Sida*, con el que hay que hacer un diagnóstico diferencial, ya que muchos de los síntomas son comunes para la *demencia* y la depresión. Algunos de estos síntomas son, por ejemplo, apatía, cansancio, anorexia, pérdida de la concentración y de la memoria.

OTRAS ENFERMEDADES MÉDICAS

Síndrome de fatiga crónica
Este síndrome se caracteriza por:

- Un grave, inexplicable y persistente cansancio, de más de 6 meses de duración, que no se debe al ejercicio y no se alivia con reposo, y que limita de forma considerable las actividades habituales del paciente.
- Acompañado de 4 o más de los siguientes síntomas: alteraciones de la concentración y de la memoria, dolores musculares y articulares, dolor de garganta o faringitis, cefalea, insomnio o sueño no reparador, adenopatías cervicales y axilares, y malestar después del ejercicio que se prolonga más de 6 horas.

De los diagnosticados de síndrome de fatiga crónica entre el 50-90 por 100 de ellos presenta algún trastorno psiquiátrico, principalmente depresión. Además, la fatiga o el cansancio es una queja común de los pacientes deprimidos (45-75 por 100).

La *fatiga* o el cansancio es un motivo de consulta muy frecuente entre los pacientes de cualquier tipo de enfermedad, pero sólo reúnen criterios de enfermedad un porcentaje muy pequeño.

La fatiga es un síntoma que se asocia a múltiples enfermedades médicas, psiquiátricas (depresión, ansiedad, alcoholismo, etc.) y a estilos de vida estresantes. Hasta el 20 por 100 de la población general asegura haber «estado cansado todo el día» en algún momento de su vida sin una causa aparente clara.

La fatiga se asocia con frecuencia a depresión o cambios de humor, a trastornos del sueño, a ansiedad, a náuseas, a diarrea, a dolores abdominales, y a alteraciones de la concentración.

Enfermedades dermatológicas

Las lesiones cutáneas repercuten en el estado de ánimo sobre todo en la adolescencia, produciendo un impacto emocional con pérdida de la autoestima y desesperanza.

FÁRMACOS

Muchos fármacos se han relacionado con la aparición de estados depresivos, aunque la mayoría de las veces lo que los fármacos producen son estados de cansancio, *apatía* y somnolencia en lugar de una verdadera depresión.

Aunque cualquier sustancia es capaz de inducirlo, se han documentado más de 100 fármacos como posibles causantes de depresión. Pero los fármacos con más evidencias en la práctica como causantes de estados afectivos son determinados fármacos *antihipertensivos* (bloqueantes) y los *corticoides*.

El riesgo de padecer una depresión mientras se está tomando el fármaco es mayor en los pacientes con antecedentes tanto personales como familiares de depresión.

Tomamos los criterios de Cardoner y Benlloch para valorar si la depresión está asociada a la ingesta de dicho fármaco:

- Relación cronológica entre la introducción del fármaco y la aparición del trastorno afectivo.
- Relación entre las modificaciones de las dosis y la intensidad del trastorno.
- Constatación en la bibliografía médica de que existe esta asociación.
- Aparición de un nuevo episodio al reintroducir el fármaco.

Vamos a resumir las características de los fármacos más frecuentes:

Corticoides

Hasta el 5 por 100 de los pacientes tratados con corticoides presentan síntomas psiquiátricos, sobre todo depresión. Los esteroides anabolizantes usados por los deportistas pueden producir algún trastorno psiquiátrico hasta en el 20 por 100 de los casos. La depresión puede aparecer de forma precoz al inicio del tratamiento o cuando éste se suspende.

Es frecuente que esta hormona produzca cambios de humor (euforia o depresión) y puede provocar euforia, insomnio, intranquilidad, hiperactividad motora; en ocasiones produce ansiedad, depresión o reacciones psicóticas.

Los factores de riesgo para la aparición de depresión en los pacientes que toman corticoides son:

- Ser mujer.
- Tratamiento con dosis elevadas de corticoide.
- Estar tratada con corticoides por padecer un *lupus eritematoso sistémico.*

Si se detecta un trastorno depresivo en estos pacientes será necesario ajustar la dosis del corticoide. A veces será necesario añadir algún fármaco para regular el estado de ánimo teniendo mucha precaución con el uso de *antidepresivos* ya que pueden agravar los síntomas en estos pacientes.

Bloqueantes

Se ha visto asociación de cuadros depresivos con importante letargia. Estos fármacos deberán evitarse en la depresión.

Los posibles efectos de estos fármacos sobre el sistema nervioso central en relación a los estados de ánimo que vemos con más frecuencia son:

- Alteraciones del sueño, con cambios en el patrón nocturno, pesadillas, sueños muy vívidos.
- Cansancio.
- Depresión.

COCAÍNA

La cocaína es un estimulante del sistema nervioso central (SNC) y produce clásicamente cuadros depresivos tanto en el *síndrome de abstinencia* (la deprivación o suspensión de la cocaína tras el consumo crónico) como en la *intoxicación crónica*.

El *síndrome de abstinencia* produce un estado de depresión, enlentecimiento psicomotor, letargia, irritabilidad y trastornos del sueño.

La *intoxicación crónica* produce cuadros depresivos y déficit de atención.

ANFETAMINAS

Son sustancias estimulantes del SNC. El *síndrome de abstinencia* produce ánimo deprimido, fatigabilidad y trastornos del sueño.

DROGAS DE SÍNTESIS

Su efecto produce una acción estimulante del SNC y alucinógena. El síndrome de abstinencia produce, como la cocaína y las anfetaminas, un estado depresivo con fatigabilidad y trastornos del sueño.

Los efectos residuales o *efecto rebote* tras el consumo de este tipo de sustancias son: depresión, confusión mental, agotamiento, náuseas, escalofríos, ansiedad, insomnio, irritabilidad, dolor generalizado, alteraciones hepáticas graves.

DEPRESIÓN SECUNDARIA AL CONSUMO DE ALCOHOL Y DROGAS

Según el estudio Epidemiological Catchment Area, el 26 por 100 de los individuos consumidores de sustancias padecían un trastorno afectivo. También se ha visto que los pacientes con ansiedad o depresión tienen un riesgo doble de desarrollar un abuso o dependencia de sustancias (alcohol y drogas).

El DSM-IV define el *trastorno de ánimo inducido por sustancias* como «una notable y persistente alteración del estado de ánimo provocada por los efectos fisiológicos directos de una sustancia que pueden aparecer durante una intoxicación o en un período de abstinencia».

Las posibilidades teóricas de que exista una relación entre los trastornos afectivos y las drogodependencias serían las siguientes:

- El trastorno afectivo primario (*depresión, trastorno bipolar*) determina la aparición de un consumo y abuso de drogas.
- El consumo de sustancias (alcohol, drogas) determina la aparición de un trastorno afectivo de forma secundaria.
- El trastorno de ánimo y el consumo y abuso de sustancias se presentan de forma simultánea pero su origen es independiente.
- La existencia de un factor etiológico que determinaría la génesis de ambos trastornos.

Estas posibilidades se presentan de forma teórica ya que en la práctica suelen ser más complejas, se pueden combinar los factores y se suelen presentar asociadas a otras enfermedades médicas que dificultan el diagnóstico de *depresión secundaria al consumo de dichas sustancias*.

Se presenta la «hipótesis de la automedicación» a la que se le va dando importancia desde los últimos años. Según esta teoría el individuo «consume la sustancia buscando el alivio de determinados síntomas, de forma que la elección de la droga dependerá de la capacidad de la sustancia para mejorar los síntomas específicos».

Si esta hipótesis se acepta como cierta se deberá tener en cuenta en el tratamiento de los pacientes psiquiátricos ya que el alivio de los síntomas establecería un efecto beneficioso sobre el consumo de drogas.

Alcohol

El 40 por 100 de los alcohólicos presentará una depresión en algún momento de su vida. No es cierto que la depresión conduzca al alcoholismo. La depresión no es la consecuencia de un estado de alcoholismo. Sólo un 5 por 100 de los pacientes deprimidos sufrirá un abuso de dependencia al alcohol como consecuencia de la enfermedad, mientras que la mayoría de los alcohólicos desarrollan una depresión a lo largo del tiempo.

DEPRESIÓN SECUNDARIA A ENFERMEDADES PSIQUIÁTRICAS

Ansiedad

La mayoría de los pacientes presentan una combinación de síntomas ansiosos y depresivos en los que, en muchos de los casos, es bastante complicado distinguir cuál de ellos es el predominante.

Teóricamente, las posibilidades de encontrar asociados estos síntomas de ansiedad y depresión son las cuatro que resumimos a continuación:

- Que el paciente presente un cuadro mixto de depresión y de ansiedad.
- Pacientes con un trastorno de ansiedad que presenten síntomatología depresiva.
- Pacientes con un trastorno depresivo que presenten sintomatología ansiosa.
- Pacientes que padezcan ambos trastornos: el de ansiedad y el de depresión.

La ansiedad es muy frecuente en la depresión. Hasta el 60-90 por 100 de los pacientes deprimidos presentan síntomas de ansiedad. Y viceversa: el 65 por 100 de los pacientes con un trastorno de ansiedad, del tipo que sea, presentan síntomas depresivos.

Las consecuencias de esta asociación de depresión y ansiedad en un mismo paciente se traduce en un cuadro más grave, que se traduce en lo siguiente:

- Tasas elevadas de consumo de sustancias.
- Mayor riesgo suicida.
- Deterioro psicosocial más importante.
- Peor respuesta al tratamiento.
- Tendencia a la cronicidad.

De los trastornos de ansiedad hablamos de forma más amplia en el capítulo dedicado a los mismos.

Trastorno obsesivo-compulsivo de la personalidad

Hasta el 86 por 100 de los pacientes desarrollan un cuadro depresivo a lo largo de su vida. Y el 10-35 por 100 de los depresivos presentan rasgos de trastorno obsesivo-compulsivo.

Un ejemplo de estos rasgos obsesivos que se presentan en los pacientes depresivos es la presencia de ideas de culpa, de ruina, de muerte, etc. que aparecen de forma obsesiva o continua en la mente de los pacientes deprimidos.

En los pacientes que presentan una depresión que se acompaña de dichos rasgos obsesivos el objetivo inicial fundamental del tratamiento será el del trastorno depresivo. Al mejorar el estado de ánimo, mejorarán también las ideas obsesivas.

Si el cuadro principal es el trastorno obsesivo-compulsivo al que se asocian síntomas depresivos, el objetivo inicial del tratamiento será mejorar el trastorno obsesivo-compulsivo. Si el tratamiento es eficaz desaparecerán los síntomas depresivos.

Esquizofrenia

Se calcula que el 25 por 100 de los pacientes esquizofrénicos desarrollarán un cuadro depresivo a lo largo de su enfermedad. Estos síntomas son frecuentes al inicio de la enfermedad.

Los pacientes esquizofrénicos, como hemos visto en el capítulo dedicado al suicidio, tienen mayor riesgo de suicidio que la población general.

El origen de la depresión en los pacientes esquizofrénicos puede ser debido a muchos factores o la combinación de varios de ellos, por lo que es complicado precisar el origen en cada caso.

Las posibles causas de esta depresión son:

- Ser parte del proceso psiquiátrico, reactividad emocional frente a dicho proceso psiquiátrico.
- Ser un efecto secundario del tratamiento.
- Un proceso depresivo independiente que aparece en el mismo individuo, sin relación entre ellos.
- Ser un *trastorno esquizoafectivo* (una de las formas clínicas de presentación de la esquizofrenia). El *trastorno esquizoafectivo* es la presencia de episodios depresivos de forma simultánea con síntomas esquizofrénicos en un paciente diagnosticado como tal.
- Pertenecer al *síndrome de desmoralización*.

Ante la presencia de síntomas depresivos en un paciente esquizofrénico se deben tener en cuenta las siguientes consideraciones:

- No confundir la sintomatología depresiva con la propia de la esquizofrenia: aislamiento afectivo, *anhedonia* o pérdida del placer y del interés por las cosas, *acatisia* o incapacidad de estarse quieto, *anergia* o astenia e inactividad, *acinesia* o pérdida del movimiento.
- No confundir los síntomas depresivos con los efectos secundarios del tratamiento.
- Ver la evolución del cuadro, su empeoramiento o mejoría durante unas semanas antes de confirmar el diagnóstico.
- Ajustar la dosis del fármaco con el que se está tratando al paciente, o, incluso cambiarlo por otro o asociar otros.
- Valorar iniciar un tratamiento con los antidepresivos con los que exista experiencia suficiente de mejoría del cuadro sin interaccionar con los fármacos usados para la esquizofrenia. Recordar que

determinados fármacos antidepresivos pueden reagudizar los síntomas esquizofrénicos.

Trastornos de la personalidad

Los que más se asocian a cuadros depresivos son el *trastorno límite de la personalidad,* el *trastorno histriónico* y el *evitativo.*

Al hablar de trastornos de personalidad nos referimos a la presencia de rasgos de la personalidad de los individuos con un grado de severidad tal que producen angustia y alteración de las funciones personales y sociales del individuo en su relación con los demás, y que se perciben claramente por las personas que le rodean.

Los trastornos de la personalidad en general no protegen ni predisponen a las enfermedades psiquiátricas pero pueden coexistir. La excepción es el abuso de alcohol, que se asocia al *trastorno de personalidad antisocial.*

Vamos a resumir las características más importantes de los trastornos de personalidad que se asocian a los trastornos depresivos:

El *trastorno límite de la personalidad* es el que se caracteriza por presentar relaciones interpersonales intensas pero inestables, con sentimientos de rechazo. Problemas de identidad sexual y distorsión de la imagen corporal que desencadenan trastornos de la conducta alimentaria. Presencia de cambios del estado de ánimo que van desde la depresión a la cólera, con la presencia de un aburrimiento crónico y una sensación de vacío. Presentan amenaza suicida habitual con episodios de autolesiones.

El *trastorno histriónico de la personalidad* es el que se caracteriza por un estado de ánimo superficial y lábil, con cambios rápidos del estado de ánimo ante variaciones mínimas del entorno y del ambiente. Presentan excesiva teatralidad en su forma de actuar, centrando toda la atención en ellos mismos. Aparece una necesidad insaciable y obsesiva de ser el centro de atención, de ser aceptados y alabados por los demás.

El *trastorno ansioso* o *evitativo de la personalidad* es el que se caracteriza por presentar de forma persistente hipersensibilidad, timidez y miedo al rechazo. El paciente exagera el potencial riesgo de las situaciones habituales presentando reacciones de evitación de circunstancias diarias que no plantean apenas riesgos. Los afectados se describen a sí mismos como personas de pocos amigos a pesar de su deseo de establecer relaciones sociales más intensas.

El trastorno de la personalidad afecta de forma negativa en la evolución y pronóstico del trastorno del estado de ánimo. Estos trastornos de la personalidad pueden influir en la severidad, en la presentación de los síntomas depresivos (se acentúan los rasgos anormales de su personalidad cuando sufren una depresión o cualquier otra enfermedad psiquiátrica) y en su respuesta al tratamiento.

Trastornos de la conducta alimentaria

Entre el 30-70 por 100 de los pacientes con trastornos de la conducta alimentaria presentan una depresión mayor. Estos síntomas depresivos se presentan en los casos de *anorexia* y *bulimia nerviosa* y en los casos de *malnutrición* de cualquier etiología.

Es importante investigar si existen datos que nos hagan sospechar un cuadro de *anorexia* o *bulimia nerviosa* en todas las mujeres jóvenes con trastornos del estado de ánimo, sobre todo si presentan *amenorrea*. De ser así, el trastorno de la alimentación sería el objetivo principal del tratamiento.

Duelo

Los trastornos depresivos que aparecen en el contexto de un duelo afectan aproximadamente al 25 por 100 de los dolientes a los 7 meses tras el fallecimiento. No hay diferencias en la incidencia entre hombres y mujeres.

De todo lo relacionado con el duelo y con la depresión que aparece como consecuencia de él se habla de forma más amplia en el capítulo dedicado al duelo.

TRASTORNOS AFECTIVOS PERSISTENTES: DISTIMIA Y CICLOTIMIA

Imaginaba que las vacilaciones eran flaquezas pasajeras. (...) Pero, de pronto, sobrevenía una fase de esterilidad y mi ánimo cambiaba de signo. Yo era un yermo y el hecho de que alguna vez hubiera dado fruto, un accidente. (...) A veces mi cabeza se esclarecía en un relámpago, pero en los últimos tiempos todo era oscuro, me movía a tientas. (...) Sin embargo, aquella tarde subí al estudio seguro de mí mismo, creía todavía en las crisis pasajeras e incluso canturreaba. Pero cuando advertí que no, que mi cabeza continuaba hueca, sin ideas, formas, ni colores, me irrité conmigo mismo y con la vida.

Miguel Delibes, *Señora de rojo sobre fondo gris.*

¿QUÉ ES LA DISTIMIA? GENERALIDADES

El término *trastorno distímico* o *distimia* define un síndrome depresivo crónico de duración prolongada, al menos dos años, en el que se da, durante la mayoría de los días, un estado de ánimo crónicamente deprimido de intensidad leve-moderada que no alcanza un grado de severidad suficiente para cumplir criterios de trastorno depresivo mayor.

Este estado de ánimo deprimido no se atribuye a la presencia de factores físicos, psíquicos o sociales estresantes.

Se da aproximadamente en el 3 por 100 de la población y en el 2 por 100 de los pacientes atendidos en los centros de atención primaria, aunque la mayoría de los casos no son diagnosticados, y, por tanto, no se tratan.

Es más frecuente en mujeres (el doble e incluso el triple que en hombres). El perfil habitual son mujeres de edad media, solteras y con escasos recursos económicos. El perfil de edad se sitúa en torno a los 18-44 años para los hombres y a los 45-64 años para las mujeres, siendo en este último grupo donde se alcanza la mayor prevalencia. En ancianos se asocia al estrés relacionado con la presencia de enfermedades. En adultos jóvenes y de edad media existe una elevada asociación con otros trastornos psiquiátricos. Tan sólo el 25 por 100 de los trastornos distímicos ocurren sin la presencia de otro trastorno psiquiátrico.

Los trastornos psiquiátricos relacionados con mayor frecuencia son: la depresión mayor, el alcoholismo, los trastornos de la personalidad y la ansiedad. No se sabe con certeza si existe una asociación con la depresión mayor (hablaríamos de *depresión doble*) o si la distimia es una forma de inicio de un cuadro depresivo mayor.

Se ha visto un patrón de personalidad que favorece la distimia. Se trata de individuos con una tendencia excesiva a preocuparse por los demás, con un marcado interés por el orden, con sentimientos de culpa, con baja autoestima, con introversión o *anhedonia* (incapacidad para disfrutar, para sentir placer ante situaciones que producen placer).

Este tipo de personalidad favorecería un estado de ánimo crónicamente depresivo. Estos individuos tendrían, además, dificultades para adaptarse a los cambios y exigencias de la adolescencia o del inicio de la edad adulta y para enfrentarse a las responsabilidades habituales de la vida diaria...

Aunque sea un tipo de depresión leve en cuanto a la intensidad de los síntomas se considera grave en cuanto al riesgo de suicidio (bastante elevado, sobre todo si se asocia a depresión mayor), al tiempo de evolución y a la resistencia a los tratamientos. La recidiva es muy frecuente.

¿CUÁLES SON LOS SÍNTOMAS CLÍNICOS DE LA DISTIMIA?

Los síntomas son similares a los de la depresión mayor pero en menor intensidad y con episodios no bien delimitados.

Los más característicos son:

- Pérdida (o aumento) de apetito.
- Insomnio (o hipersomnia).
- Falta de energía o fatiga.
- Baja autoestima.
- Dificultades para concentrarse o para tomar decisiones.
- Sentimientos de desesperanza.

Por lo general, en el período de los dos años el individuo no ha estado sin síntomas más de dos meses seguidos.

Con frecuencia los pacientes distímicos se encuentran malhumorados, con quejas múltiples, baja autoestima y pesimismo ante la evolución de su cuadro. Se ven sin vitalidad suficiente para salir de esta situación y se muestran pesimistas respecto al futuro y las posibilidades de recuperación. Todo este malestar es muy significativo y conlleva un deterioro personal, social y laboral importante.

Además se relacionan con trastornos de ansiedad, sobre todo el *trastorno de pánico*, y con abuso de sustancias.

¿CUÁLES SON LOS CRITERIOS DIAGNÓSTICOS DEL DSM–IV?

Según las pautas de la DSM-IV (cuarta edición del *Manual Diagnóstico y Estadístico de los Trastornos Mentales*), son los siguientes:

- Estado de ánimo crónicamente deprimido la mayor parte del día de la mayoría de los días, manifestado por el sujeto u observado por los demás, durante al menos dos años.

    Nota: en los niños o adolescentes el estado de ánimo puede ser irritable y la duración debe ser de al menos un año.
- Presencia, mientras se está deprimido, de dos o más de los siguientes síntomas:

    —Pérdida o aumento del apetito.
    —Insomnio o hipersomnia.
    —Falta de energía o fatiga.
    —Baja autoestima.
    —Dificultades para concentrarse o para tomar decisiones.
    —Sentimientos de desesperanza.

- Durante el período de dos años (uno para niños y adolescentes) de la alteración el sujeto no ha estado sin síntomas de los criterios anteriores durante más de dos meses seguidos.
- No ha habido ningún episo-dio depresivo mayor durante los primeros dos años de la alteración (uno para niños y adolescentes); por ejemplo, la alteración no se explica mejor por la presencia de un trastorno depresivo mayor crónico o un trastorno de-presivo mayor en remisión parcial.

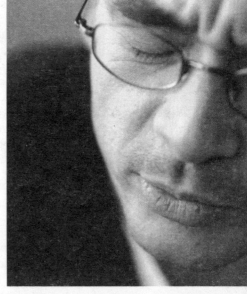

- Nunca ha habido un episo-dio maníaco, un episodio mixto (depresivo y maníaco a la vez) o un episodio hi-pomaníaco y nunca se han cumplido los criterios para el trastorno ciclotímico.

- La alteración no aparece exclusivamente en el transcurso de un trastorno psicótico crónico como la esquizofrenia o el trastorno delirante.
- Los síntomas no se deben a los efectos fisiológicos directos de una sustancia (drogas, fármacos) o de una enfermedad médica (hipertiroidismo).
- Los síntomas provocan malestar clínicamente significativo o deterioro social, laboral o de otras áreas importantes de la actividad del individuo.

Especificar la edad de inicio:

—*Inicio temprano:* antes de los 21 años.

—*Inicio tardío:* a los 21 años o con posterioridad.

¿CUÁL ES EL CURSO HABITUAL, EL PRONÓSTICO Y EL TRATAMIENTO DE LA DISTIMIA?

Por definición su curso es *crónico*, al menos dos años. Como ya hemos indicado en ese tiempo el paciente ha estado deprimido de forma continua o constantemente recurrente, es decir, que no ha estado sin síntomas más de dos meses seguidos y que los períodos de estado de ánimo normal raramente duran más de pocas semanas.

Con el tratamiento adecuado los pacientes responden de forma favorable al tratamiento cuando se usa de forma correcta. Esto implica un tratamiento enérgico, con dosis altas de antidepresivos, dentro de los límites de utilización, con los antidepresivos indicados, durante un tiempo prolongado (más que en el tratamiento del episodio depresivo). La mayoría de los autores recomienda períodos de tratamiento superiores a los dos años.

A este tratamiento con antidepresivos se le asocia con mucha frecuencia tratamiento psicoterapéutico. Se considera que la distimia se asocia a rasgos de la personalidad alterada por lo que la psicoterapia será más efectiva que en la depresión mayor.

Los antidepresivos y la psicoterapia usados conjuntamente mejorarán las alteraciones de la personalidad y las relaciones interpersonales alteradas con tanta frecuencia.

¿QUÉ ES LA CICLOTIMIA?

Inestabilidad persistente del estado de ánimo, al menos durante dos años, que engloba períodos de depresión y euforia leves sin llegar a tener la intensidad suficiente como para ser considerados episodios depresivos o maníacos.

Afecta al 1 por 100 de la población con una prevalencia ligeramente mayor en hombres.

La ciclotimia parece estar relacionada con el trastorno límite de la personalidad. Y uno de cada tres pacientes tiene antecedentes familiares de trastorno bipolar.

La clínica habitual de los ciclotímicos recoge períodos de cuadros depresivos leves y de euforia (*hipomanía*). Para el diagnóstico se exige una duración de al menos dos años de períodos de depresión y euforia leves.

TRASTORNO AFECTIVO BIPOLAR

Desilusionada, su carácter sufría alteraciones; de un período de irritabilidad pasaba a un tedio profundo. (...) Su melancolía aumentó hasta el punto de atentar contra su vida.

Pearl S. Buck, *Viento del Este, Viento del Oeste.*

¿QUÉ ES EL TRASTORNO AFECTIVO BIPOLAR? GENERALIDADES

Es un trastorno caracterizado por la existencia cíclica de episodios depresivos y maníacos. El patrón típico del trastorno bipolar es la presencia en un mismo paciente de *episodios maníacos y depresivos.* En menos del 10 por 100 de los casos se ven sólo episodios maníacos.

La característica fundamental es la presencia de un *estado de ánimo exaltado, eufórico y lábil.*

La intensidad de los episodios afectivos suele ser grave. La manía es un trastorno severo que conlleva una desadaptación social y laboral muy significativa y que puede requerir el ingreso hospitalario. Es importante destacar que *el paciente no suele tener conciencia de enfermedad durante el episodio.*

En un primer episodio maníaco el paciente no es consciente de que algo va mal. A pesar de que la familia y amigos perciban el problema y traten de ayudarle los pacientes suelen ser reacios a cualquier tipo de ayuda porque se sienten con una felicidad tan desbordante como no la había sentido antes. Esta maravillosa sensación de felicidad les irá alejando progresivamente de la realidad.

La prevalencia es del 1 por 100 de la población general. La edad media de inicio se sitúa en torno a los 20-30 años y no hay diferencias entre hombres y mujeres. No se han visto diferencias en raza, nivel socioeconómico o cultural. Sin embargo es más frecuente en áreas urbanas, en divorciados, viudos o solteros.

Existe una fuerte evidencia de que la causa de este tipo de trastorno sea la genética. En familiares de pacientes bipolares es 10 veces más frecuente el *trastorno bipolar* y 5 veces más frecuente el *trastorno depresivo mayor* que en sujetos sanos.

La hipótesis de la transmisión hereditaria es compleja. Se asocia además a determinados factores psicosociales de estrés, acontecimientos vitales y tipos de personalidad.

Este tipo de trastorno se relaciona con el uso y abuso de sustancias, en particular alcohol y drogas.

La recurrencia es muy común: el 50-60 por 100 de los pacientes presenta episodios cada 3-9 años. En el 18 por 100, el trastorno bipolar se cronifica.

El riesgo suicida es elevado; las tentativas de suicidio son más frecuentes en los pacientes bipolares que en los pacientes con depresión mayor, en los que el suicidio consumado es más frecuente. Los factores de riesgo suicida son:

- Varones jóvenes.
- Fases tempranas de la enfermedad.
- Tentativas previas de suicidio.
- Abuso de alcohol.
- Pacientes bipolares que han sido dados de alta del hospital recientemente.
- El riesgo aumenta más si el paciente se encuentra en una fase depresiva de la enfermedad.

¿CUÁL ES LA TRIADA CLÁSICA DE SÍNTOMAS DEL EPISODIO MANÍACO?

La triada clásica es:

- Estado de ánimo exaltado y expansivo.
- *Taquipsiquia* (pensamiento acelerado) con rápida asociación de ideas (*fuga de ideas*), con necesidad de hablar.
- Aumento de la actividad motora.

¿CUÁLES SON LAS CARACTERÍSTICAS CLÍNICAS DEL EPISODIO MANÍACO DEL TRASTORNO BIPOLAR?

La característica fundamental de los episodios maníacos es la presencia de alteraciones del estado de ánimo con un *ánimo eufórico* o *expansivo*. Estos síntomas suponen un cambio en la conducta del paciente respecto a su estado habitual y producen un serio deterioro social y laboral que puede requerir un ingreso hospitalario.

Los síntomas hacen que sea difícilmente compatible con una vida social normal. El paciente acaba perdiendo el contacto con la realidad, con un lenguaje incoherente, con una actividad incontrolable, pudiendo presentar *delirios* y *alucinaciones*.

El trastorno bipolar se caracteriza por *episodios reiterados*, al menos dos, de *alteraciones del estado de ánimo* en los que *al menos uno es un episodio maníaco*.

El patrón típico del trastorno bipolar es la presencia en un mismo paciente de episodios maníacos y depresivos. En menos del 10 por 100 se ven únicamente episodios maníacos.

Como hemos dicho, la característica fundamental es la presencia de un estado de ánimo eufórico y expansivo. Igual que en la depresión la presencia de esta alteración no es suficiente para el diagnóstico ya que deben estar presentes otros criterios que explicaremos a continuación al menos durante una semana.

Los síntomas maníacos se dividen en cuatro apartados:

SÍNTOMAS EMOCIONALES

Los síntomas emocionales incluyen el estado de ánimo *eufórico, exaltado, expansivo, irritable* y *suspicaz*. El paciente maníaco se encuentra *hiperactivo*, con un *aumento de la autoestima*, lleno de ilusión, con una visión positiva de sí mismo y del futuro y con una respuesta afectiva exagerada ante estímulos habituales.

Toda esta sensación de felicidad maravillosa y desbordante les va alejando progresivamente de la realidad.

El paciente puede sentirse irritado con los demás por no compartir su optimismo o porque se le pongan límites a su conducta.

Suelen iniciar demasiadas actividades a la vez sin considerar las consecuencias de las acciones que emprenden porque se encuentran llenos de ideas nuevas y excitantes.

Esta hiperactividad puede llegar hasta la extenuación física.

SÍNTOMAS COGNITIVOS O DEL PENSAMIENTO

Estos síntomas derivan del estado de ánimo del paciente. Los pacientes tienden a *sobrevalorarse* y tienen una *sensación* de gran claridad y *agilidad mental*.

El *pensamiento* está *acelerado* y la atención se encuentra tan activa que presentan un habla alterada, con gran *distracción* y con *fuga de ideas*: pasan de un tema a otro sin ninguna relación con gran rapidez. Como consecuencia del curso del pensamiento tan acelerado (*taquipsiquia*) se produce *verborrea* y habla alterada que dificulta seguir el discurso del paciente.

Esta hiperactividad mental se traduce en un lenguaje rápido que lleva a un pensamiento desorganizado (*fuga de ideas*).

La distracción se produce por el aumento exagerado de la atención (*hiperprosexia*) y trae como consecuencia un descenso del rendimiento laboral, académico, etc.

Los pacientes suelen ser locuaces, ingeniosos, con un discurso plagado de rimas, de chistes y de juegos de palabras que hacen que el discurso sea incomprensible.

Los maníacos poseen un gran optimismo y una ocurrencia exagerada, con una autoestima muy aumentada que les hace creer que poseen un talento especial y les conduce a planificar numerosas actividades a la vez.

Pueden presentar además *delirios de grandeza*, congruentes con el estado de ánimo exaltado del paciente. Habitualmente estas ideas delirantes de grandeza toman un matiz místico-religioso.

Por ejemplo, el paciente puede creerse un profeta enviado para salvar a los hombres o un experto destinado a aconsejar a los hombres sobre temas importantes.

También pueden presentar delirios incongruentes con el estado de ánimo como los de persecución o de referencia. En los delirios de persecución, por ejemplo, el paciente cree que los demás están conspirando contra él debido a que es alguien importante.

Es habitual que el contenido de los delirios cambie según pasan los días.

SÍNTOMAS VOLITIVOS O DE LA CONDUCTA

Se produce un aumento de la actividad tanto física como mental.

Aparece un *aumento* subjetivo de la *energía* y de la implicación en nuevas actividades. Estas *actividades* suelen ser *peligrosas* desde el punto de vista de la *integridad física* (deportes de riesgo, conducción temeraria...), *económico* (compras excesivas, negocios arriesgados, gastos extravagantes...) o de las *normas sociales* (hipersexualidad, actividades sexuales de riesgo, promiscuidad, etc.).

En ocasiones pueden dejar de lado las obligaciones familiares y laborales con un aumento de la actividad social y sexual, con conductas desinhibidas, promiscuas e impulsivas. La desinhibición puede ser tanto física como verbal.

En esta fase maníaca es frecuente el abuso de sustancias, alcohol principalmente.

Su aspecto externo suele ser llamativo usando ropa de colores chillones y arreglándose en exceso. Si la manía es grave y hay mucha hiperactividad pueden descuidar su aspecto físico y presentarse sucios y descuidados.

SÍNTOMAS SOMÁTICOS

Presentan las características clínicas inversas a la depresión. Hay un aumento de la *energía*, con *inquietud* e hipercinesia.

Este aumento de la energía les hace verse capaces de hacer esfuerzos que antes les parecían imposibles.

La *alimentación* suele ser irregular. No está definido el tipo de alteración de la alimentación; algunos pacientes comen más y otros apenas tienen sensación de hambre. No suele haber problemas de aumento de peso por el aumento notable de la actividad física.

Es constante la alteración del sueño con *disminución* marcada de las horas y de las *necesidades de sueño*. En la mayoría de los pacientes suele ser el primer síntoma que aparece.

Los pacientes duermen muy poco porque no tienen la sensación de necesidad de dormir pero este insomnio no se acompaña de cansancio. Los pacientes se suelen levantar muy temprano y con mucha energía.

Los *trastornos sexuales* típicos son la desinhibición y el aumento del deseo y de la actividad sexual despreciando los riesgos que conllevan estas conductas de riesgo. Aumenta la posibilidad de contagio de enfermedades de transmisión sexual como el Sida y de embarazos no deseados.

¿CÓMO VEMOS DESDE FUERA A UN PACIENTE MANÍACO?

Es importante destacar que *el paciente no suele tener conciencia de su enfermedad durante el episodio*. Los demás veremos que el paciente maníaco se encuentra:

- Pasando rápidamente de una idea a otra.
- Haciendo planes grandiosos e irrealizables.
- Muy activo y moviéndose rápidamente.
- Comportándose de una forma muy extraña.
- Hablando muy rápido, tanto que a veces es difícil entender lo que dice.
- Tomando decisiones extrañas, impulsivas, que pueden tener consecuencias desastrosas. Conductas de riesgo, imprudentes.
- Gastando dinero de forma temeraria.
- Desinhibido sexualmente.

¿CUÁLES SON LOS TIPOS DE EPISODIOS MANÍACOS? CLASIFICACIÓN

Los episodios maníacos pueden presentar características peculiares que tienen implicación en el pronóstico y tratamiento.

Los tipos de episodios maníacos son:

HIPOMANÍA

Los síntomas son idénticos a los episodios maníacos pero la intensidad del cuadro no causa un deterioro importante en la actividades sociales, laborales o familiares ni es lo suficientemente grave para requerir un ingreso.

MANÍA DISFÓRICA

Se denomina así a los episodios maníacos en los que predominan la *irritabilidad* y la *suspicacia* frente a la euforia.

En este tipo de cuadro son frecuentes los problemas socio-familiares y laborales por la tendencia a discutir por cosas sin importancia.

MANÍA CON SÍNTOMAS PSICÓTICOS

Se denomina así a la presencia de *delirios* o *alucinaciones* en el seno de un episodio maníaco.

Lo habitual es la presencia de delirios congruentes con el estado de ánimo del paciente. Los delirios más frecuentes suelen ser de grandeza, místicos o de posesión de poderes especiales.

EPISODIO MIXTO

Se denomina así a los cuadros en los que se cumplen criterios de episodio maníaco y de episodio depresivo.

Son cuadros muy poco frecuentes. En la mayoría de los casos evolucionan hacia un episodio depresivo.

¿CUÁL ES LA FORMA DE PRESENTACIÓN MÁS FRECUENTE?

La forma habitual de presentación en la consulta de atención primaria es en la fase asintomática o en la depresiva; los pacientes en fase maníaca no suelen consultar porque se encuentran exultantes, llenos de vitalidad y energía y de un excelente humor. Además, como ya hemos indicado, no suelen tener conciencia de enfermedad en esta fase, por lo que ni consultan ni aceptan ningún tipo de tratamiento.

Generalmente cuando se presenta un cuadro maníaco es la familia la que demanda ayuda.

¿CUÁLES SON LOS CRITERIOS DIAGNÓSTICOS DEL TRASTORNO BIPOLAR?

EPISODIO MANÍACO

Para el diagnóstico de un *episodio maníaco* se exige la presencia de un número suficiente de síntomas maníacos, en intensidad suficiente para deteriorar el funcionamiento del paciente, y con una duración de al menos una semana (salvo que sean tan graves que requieran el ingreso inmediato).

EPISODIO HIPOMANÍACO

Para el diagnóstico de un episodio *hipomaníaco* se exige que los síntomas permitan al paciente un mínimo funcionamiento social, con una duración mínima de dichos síntomas de 4 días.

EPISODIO MIXTO

Para el diagnóstico de un *episodio mixto* se exige: la combinación de síntomas maníacos y depresivos en intensidad suficiente y con una duración mínima de una semana.

Vamos a definir los criterios diagnósticos de la *manía* y la *hipomanía* basándonos en las pautas de la CIE-10, la décima revisión de la Clasificación Internacional de Enfermedades de la OMS (Organización Mundial de la Salud).

MANÍA

- Humor predominantemente exaltado, expansivo, irritable o suspicaz de carácter claramente anormal para el individuo afecto. Este cambio de humor debe ser muy destacado y persistir al menos una semana (o ser lo bastante intenso como para requerir ingreso hospitalario) aunque puede alternar o entremezclarse con un humor depresivo.
- Deben presentarse al menos tres de los siguientes síntomas (cuatro si el humor es simplemente irritable o suspicaz), con alteración grave de la capacidad laboral y de la actividad social:

—Aumento de la actividad o inquietud psicomotriz.

—Aumento de la locuacidad (*logorrea*).

—Fuga de ideas o experiencia subjetiva de pensamiento acelerado.

—Pérdida de las inhibiciones sociales normales que da lugar a comportamientos inadecuados para las circunstancias y para el carácter del individuo.

—Disminución de las necesidades de sueño.

—Aumento exagerado de la estima de sí mismo o ideas de grandeza

—Facilidad para distraerse o cambios constantes de actividad o de planes.

—Comportamientos temerarios o imprudentes que implican riesgos no reconocidos como tales por el individuo, por ejemplo, grandes dilapidaciones de dinero en compras, proyectos insensatos o conducción imprudente.

—Marcado aumento del vigor sexual o indiscreciones sexuales.

- Ausencia de alucinaciones o ideas delirantes, aunque pueden presentarse algunos trastornos de la percepción (por ejemplo, menciones a una agudeza auditiva aumentada, a la apreciación de los colores como especialmente vívidos, etc.).
- Criterio de exclusión más frecuentemente usado: el episodio no puede ser atribuido a abuso de sustancias o a algún trastorno mental orgánico.

HIPOMANÍA

- Humor exaltado o irritable de intensidad claramente anormal para el individuo afecto, que persiste durante al menos 4 días consecutivos.
- Deben presentarse al menos 3 de los siguientes síntomas que además interfieran con la actividad social o laboral, pero no hasta el extremo de producir una interferencia grave con la capacidad laboral o un rechazo social:

—Aumento de la actividad o inquietud psicomotriz.

—Aumento de la locuacidad.

—Dificultad de concentración o facilidad para distraerse.

—Disminución de las necesidades de sueño.

—Aumento del vigor sexual.

—Pequeñas dilapidaciones en compras u otro tipo de comportamientos irresponsables o imprudentes.

—Aumento de la sociabilidad o exceso de familiaridad.

- El trastorno no satisface los criterios de manía, trastorno bipolar, episodio depresivo, ciclotimia o anorexia nerviosa.
- Criterio de exclusión más frecuentemente usado: el episodio no puede ser atribuido a abuso de sustancias o a algún trastorno mental orgánico.

¿CUÁL ES EL CURSO Y EL PRONÓSTICO?

Los episodios maníacos se suelen instaurar de forma súbita, a veces en uno o dos días. Sin tratamiento puede durar semanas o meses.

La evolución habitual es crónica. En el 75 por 100 de los pacientes el trastorno se inicia con un cuadro depresivo; tan sólo en 1 de cada 4 pacientes el primer episodio es maníaco.

Según pasan los años los episodios tienden a aumentar en frecuencia y van disminuyendo las etapas en las que el paciente se encuentra asintomático.

Aunque existe una variabilidad individual muy amplia, la media de episodios en la vida de un paciente bipolar es de nueve episodios.

Un 10 por 100 de los pacientes bipolares tendrá más de 4 episodios afectivos cada año.

Otro 10 por 100 presentará la *manía unipolar*, en la que sólo padecerá episodios maníacos pero no depresivos.

Un tercio de los pacientes bipolares presentan mala evolución general, con síntomas crónicos y deterioro social importante.

¿CUÁLES SON LAS CAUSAS ORGÁNICAS QUE PUEDEN PRODUCIR SÍNTOMAS MANÍACOS?

Las enfermedades que con más frecuencia presentan síntomas maníacos son las neurológicas. Entre las sustancias que se relacionan con más frecuencia están el alcohol, los estimulantes, el tratamiento con fármacos antidepresivos y los corticoides.

Vamos a resumir en la siguiente tabla las causas más frecuentes:

- **Enfermedades neurológicas**
  —Accidentes cerebrovasculares (ACVAs).
  —Encefalitis.
  —Traumatismos craneoencefálicos.
  —Enfermedades desmielinizantes (esclerosis múltiple).
  —Demencias.
  —Epilepsia.

- **Enfermedades endocrinológicas**
  —Hipertiroidismo.
  —Síndrome carcinoide.
  —Enfermedades adrenales.

- **Enfermedades sistémicas**
  —Infección por VIH.

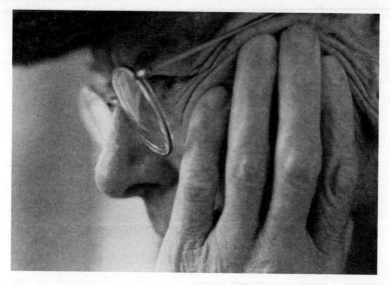

—Hemodiálisis.

—Déficits de vitaminas (déficit de B_{12}, pelagra).

- **Tóxicos**
  —Cocaína.
  —Anfetaminas.

- **Fármacos**
  —Esteroides.
  —Antiparkinsonianos.
  —Antihipertensivos: inhibidores selectivos de la recaptación de angiotensina (IECAs).

¿CUÁL ES EL EFECTO DE LAS ANFETAMINAS? ¿POR QUÉ PRODUCEN SÍNTOMAS MANÍACOS?

Las anfetaminas son sustancias sintéticas estimulantes del sistema nervioso central (SNC) que actúan aumentando la concentración de *catecolaminas* (*noradrenalina* y *dopamina*).

La forma de administración es la ingesta por vía oral y los síntomas que producen derivan de la estimulación del SNC. Estos síntomas que producen son:

- Insomnio.
- Anorexia.

- Euforia.
- Inquietud psicomotriz.
- Disminución de la sensación de cansancio.
- Alteración en la concentración.
- Suspicacia.
- Labilidad afectiva.

Todos estos síntomas, como ya hemos visto, son superponibles a los síntomas de los episodios maníacos. La diferencia entre la manía y la excitación de la conducta secundaria al consumo de estimulantes (anfetaminas y drogas relacionadas) se basa en una historia clínica detallada que ponga de manifiesto el consumo de dichos tóxicos y en la determinación de tóxicos en orina. El cuadro de excitación por consumo de anfetaminas suele ceder con rapidez cuando el paciente ingresa en el hospital y se interrumpe el consumo.

PRINCIPIOS GENERALES DEL TRATAMIENTO

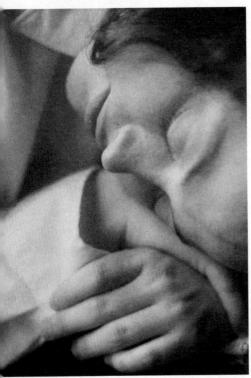

Hay que distinguir entre el tratamiento de la fase depresiva y el de la fase maníaca. En cuanto al tratamiento de la fase depresiva son válidos los principios generales del tratamiento de los episodios de depresión mayor expuestos en el capítulo del tratamiento.

El tratamiento de la fase maníaca con los fármacos estabilizadores del estado de ánimo (litio) se exponen en el capítulo del tratamiento, en el apartado dedicado al mismo.

Es fundamental que el paciente que tome litio sepa por qué y para qué lo toma, que conozca los efectos secundarios más frecuentes, la toxicidad que se puede producir cuando los niveles sanguíneos de litio sobrepasan los niveles recomendados, que sepa que es imprescindible que se ajuste estrictamente a la dosis prescrita, que se realice los controles necesarios y que deba consultar siempre con su médico ante la sospecha de intoxicación por litio por ejemplo tras diarrea, gastroenteritis, deshidratación por fiebre, etc.

El tratamiento con litio se mantiene al menos durante dos años, aunque lo general es que se instaure para períodos de tres a cinco años y a veces de por vida.

Este fármaco no debe suspenderse de forma brusca ya que se puede producir labilidad emocional, irritabilidad, y, en ocasiones, recaída de una fase maníaca.

RECOMENDACIONES PARA EL PACIENTE CON UN TRASTORNO MANÍACO Y SUS FAMILIARES

- Evitar, en la medida de lo posible, las situaciones estresantes. Estas situaciones pueden desencadenar un episodio depresivo o maníaco.
- La familia, los amigos cercanos deben ser conscientes de que padece una enfermedad, en qué consiste, cómo reconocerla y cómo actuar ante la sospecha de los síntomas de alarma.
- Se debe mantener una dieta equilibrada, beber abundantes líquidos, evitar el exceso de café, té y bebidas de cola.
- Es importante que la familia sepa que durante los episodios maníacos los pacientes no son conscientes de su estado, ni de la necesidad de pedir ayuda; la euforia inicial del paciente les hace sentirse tan bien que incluso se irritarán si alguien les plantea la posibilidad de acudir al médico.
- Evitar que el paciente realice gastos excesivos, que tome decisiones impulsivas y siga conductas sexuales promiscuas.
- Tomar en serio todas las amenazas de suicidio contactando con su médico lo antes posible.

DIAGNÓSTICO

Mariana no podía hablar. Ni siquiera llorar. Sólo sentía náuseas, el olor espantoso, en medio de aquel pozo sin fondo de la niebla que abarcaba ahora el mundo entero, que se tragaba los árboles, y la iglesia, y las casuchas del pueblo, y la playa, y los barcos del mar, y el horizonte, y la bóveda del cielo, un pozo sin fondo en el que no había nada, nada salvo ella misma, sola, queriendo vomitar, y aquel olor insoportable que no la dejaría respirar...

Ángeles Caso, *El peso de las sombras.*

CARACTERÍSTICAS GENERALES PARA EL DIAGNÓSTICO DE LOS EPISODIOS DEPRESIVOS

Para poder realizar el diagnóstico es necesario que exista *ánimo deprimido*, o al menos una pérdida marcada del interés y de la capacidad para experimentar placer (*anhedonia*) junto con los síntomas que se especifican en las pautas diagnósticas de la CIE-10 que exponemos más abajo.

Este síndrome debe ser *persistente* y tener una *duración* de *al menos dos semanas.*

¿CUÁLES SON LAS HERRAMIENTAS USADAS EN EL DIAGNÓSTICO DE LA DEPRESIÓN?

El diagnóstico fundamental se basa en la información que se obtiene a partir de la *entrevista clínica.*

La presencia de síntomas depresivos con la persistencia e intensidad suficientes para darles valor clínico es tan importante o más para iniciar el tratamiento del episodio depresivo con fármacos como el diagnóstico específico de dicho cuadro ajustándonos a las pautas de diagnóstico establecidas.

Las *entrevistas estructuradas de diagnóstico psiquiátrico* como el M.I.N.I. (Mini-Interview Neuropsychiatric International) pueden ser útiles. Las preguntas de *screening* de los trastornos afectivos son las siguientes:

DEPRESIÓN MAYOR

- En el transcurso de las 2 últimas semanas, ¿se ha sentido particularmente triste, decaído, la mayor parte del tiempo, a lo largo del día y eso casi todos los días?
No-Sí.
- En el transcurso de las dos últimas semanas, ¿ha tenido casi todo el tiempo el sentimiento de no tener ganas de nada, de haber perdido el interés o el placer en cosas que habitualmente le agradaban?
No-Sí.

DISTIMIA

No se explora si el paciente presenta depresión.

- Durante los dos últimos años, ¿se ha sentido Ud. triste y con poco interés por las cosas la mayor parte del tiempo?
No-Sí.

EPISODIO MANÍACO-HIPOMANÍACO

No se consideran los períodos en los que estuviese intoxicado por alcohol o por drogas.

- ¿Ha tenido alguna vez algún período de tiempo en el que se sintiera con el ánimo tan exaltado o eufórico, o tan lleno de energía, o tan seguro de Ud. mismo que le supusiera problemas, o en el que otras personas pensaran que no estaba en su estado habitual?
No-Sí.
- ¿Ha tenido alguna vez irritabilidad persistente durante varios días de tal forma que tenía discusiones, peleas o gritaba con personas ajenas a su familia? ¿Había notado Ud. o los demás que estaba más irritable o que reaccionaba exageradamente, en comparación con otros, en situaciones que Ud. creía injustificadas?
No-Sí.

Una sola respuesta afirmativa obliga a explorar los demás criterios de diagnóstico.

Las *escalas de evaluación clínica* permiten cuantificar la gravedad e intensidad de los síntomas depresivos y la respuesta al tratamiento. Se requiere personal médico entrenado para su uso. Las más conocidas son las de Hamilton y la de Montgomery-Asberg que expondremos más adelante.

Las escalas autoadministradas por el paciente que se más usan son las de Zung-Conde y el Inventario de la Depresión de Beck. También las expondremos más adelante.

CRITERIOS DIAGNÓSTICOS DEL DSM-IV

Los criterios diagnósticos del *episodio depresivo mayor* según las pautas de la DSM-IV (cuarta edición del *Manual Diagnóstico y Estadístico de los Trastornos Mentales*) son los siguientes:

- Presencia de 5 o más de los siguientes síntomas durante un período de 2 semanas, que representan un cambio respecto a la actividad previa; uno de estos debe ser el 1.º: estado de ánimo deprimido o el 2.º: pérdida de interés o de la capacidad para el placer.

  Nota: no incluir los síntomas que son claramente debidos a una enfermedad médica o las ideas delirantes o alucinaciones no congruentes con el estado de ánimo.

  —Estado de ánimo deprimido la mayor parte del día, casi cada día según lo indica el propio paciente (por ejemplo, se siente triste y vacío) o la observación realizada por otros (por ejemplo, llanto).

  Nota: en los niños y adolescentes el estado de ánimo puede ser irritable.

  —Disminución acusada del interés o de la capacidad para el placer en todas o casi todas las actividades, la mayor parte del día, casi cada día (según refiere el propio sujeto u observan los demás).

  —Pérdida importante del peso sin hacer régimen o aumento del peso (cambio de más del 5 por 100 del peso corporal en 1 mes) o pérdida o aumento del apetito casi cada día.

  Nota: en niños hay que valorar el fracaso en lograr los aumentos de peso esperables.

  —Insomnio o hipersomnia casi cada día.

  —Agitación o enlentecimiento psicomotor casi cada día (observable por los demás, no meras sensaciones de inquietud o de estar enlentecido).

  —Fatiga o pérdida de energía casi cada día.

  —Sentimientos de inutilidad o de culpa excesivos o inapropiados (que pueden ser delirantes) casi cada día (no los simples autorreproches o culpabilidad por el hecho de estar enfermo).

  —Disminución de la capacidad para pensar o concentrarse o indecisión, casi cada día (ya sea una atribución subjetiva o una observación ajena).

—Pensamientos recurrentes de muerte (no sólo temor a la muerte), ideación suicida recurrente sin un plan específico o una tentativa de suicidio o un plan específico para suicidarse.

- Los síntomas no cumplen criterios para un episodio mixto (episodio que cumple tanto los criterios de episodio maníaco como depresivo mayor, excepto en la duración, que es suficiente con 1 semana; además no debe ser producido por ninguna sustancia).
- Los síntomas provocan malestar clínicamente significativo o deterioro social, laboral o en otras áreas importantes de la actividad del individuo.
- Los síntomas no se deben a efectos fisiológicos de una sustancia (por ejemplo, drogas o fármacos) o a una enfermedad médica (por ejemplo, hipertiroidismo).
- Los síntomas no se explican mejor por la presencia de un duelo (por ejemplo, después de la pérdida de un ser querido), los síntomas persisten durante más de 2 meses o se caracterizan por una acusada incapacidad funcional, preocupaciones mórbidas de inutilidad, ideación suicida, síntomas psicóticos o enlentecimiento psicomotor.

ESCALAS DE DEPRESIÓN

ESCALA DE DEPRESIÓN DE HAMILTON
(HAMILTON DEPRESSION RATING SCALE, HDRS)

Esta escala consta de 17 ítems que evalúan el perfil de síntomas y de gravedad del cuadro depresivo.

Se trata de una escala heteroaplicada en la que el profesional valora si el síntoma explorado está o no presente con una puntuación para cada ítem de 5 valores posibles desde 0 a 4 puntos.

La referencia temporal de la presencia de síntomas es el momento de la entrevista salvo para los relacionados con el sueño que se valoran las alteraciones de los 2 días previos.

Proporciona una *puntuación global de gravedad* del cuadro y una *puntuación en los tres índices*:

- *Melancolía:* incluye los ítems 1 (humor deprimido), 2 (sensación de culpabilidad), 7 (trabajo y actividades), 8 (inhibición), 10 (ansiedad psíquica) y 13 (síntomas somáticos generales).
- *Ansiedad:* formado por los ítems 9 (agitación), 10 (ansiedad psíquica) y 11 (ansiedad somática).

- *Sueño:* constituido por los ítems 4 (insomnio precoz), 5 (insomnio medio) y 6 (insomnio tardío).

La *puntuación global* se obtiene sumando las puntuaciones de cada ítem. La *puntuación* de cada uno de los *índices* se obtiene sumando las puntuaciones de los ítems que los constituyen: *melancolía* (ítems 1, 2, 7, 8, 10 y 13), *ansiedad* (ítems 9, 10 y 11) y *sueño* (ítems 4, 5 y 6).

Los puntos de corte más usados para la interpretación de los resultados son:

- De 0 a 7: no depresión.
- De 8 a 12: depresión menor.
- De 13 a 17: menos que depresión mayor.
- De 18 a 29: depresión mayor.
- De 30 a 52: más que depresión mayor.

A esta escala se le critica el estar contaminada de forma significativa por síntomas de ansiedad y somáticos que dificultan su interpretación en pacientes con enfermedades físicas.

Escala de Depresión de Hamilton (HDRS)

1. **Humor deprimido** (tristeza, depresión, desamparo, inutilidad)
   0. Ausente.
   1. Estas sensaciones se indican solamente al ser preguntado.
   2. Estas sensaciones se relatan oral y espontáneamente.
   3. Sensaciones no comunicadas verbalmente, es decir, comunicadas por la expresión facial, la postura, la voz, y la tendencia al llanto.
   4. El paciente manifiesta estas sensaciones en su comunicación verbal y no verbal de forma espontánea.

2. **Sensación de culpabilidad**
   0. Ausente.
   1. Se culpa a sí mismo, cree haber decepcionado a la gente.
   2. Ideas de culpabilidad o meditación sobre errores pasados o malas acciones.
   3. La enfermedad actual es un castigo. Ideas delirantes de culpabilidad.
   4. Oye voces acusatorias o de denuncia y/o experimenta alucinaciones visuales amenazadoras.

3. **Suicidio**
   0. Ausente.
   1. Le parece que la vida no merece la pena ser vivida.
   2. Desearía estar muerto o tiene pensamientos sobre la posibilidad de morirse.
   3. Ideas de suicidio o amenazas.
   4. Intentos de suicidio (cualquier intento serio se califica 4).

4. **Insomnio precoz**
   0. Ausente.
   1. Dificultades ocasionales para dormirse, por ejemplo más de media hora.
   2. Dificultades para dormirse cada noche.

5. **Insomnio medio**
   0. Ausente.
   1. El paciente se queja de estar inquieto durante la noche.
   2. Está despierto durante la noche; cualquier ocasión de levantarse de la cama se califica 2 (excepto si está justificada: orinar, tomar o dar medicación, etc.).

6. **Insomnio tardío**
   0. Ausente.
   1. Se despierta a primeras horas de la madrugada pero vuelve a dormirse.
   2. No puede volver a dormirse si se levanta de la cama.

7. **Trabajo y actividades**
   0. Ausente.
   1. Ideas y sentimientos de incapacidad. Fatiga o debilidad relacionadas con su actividad, trabajo o aficiones.
   2. Pérdida de interés en su actividad, aficiones o trabajo, manifestado directamente por el enfermo o indirectamente por desatención, indecisión y vacilación.
   3. Disminución del tiempo dedicado a actividades o descenso en la productividad.
   4. Dejó de trabajar por la presente enfermedad.

8. **Inhibición** (lentitud de pensamiento y de palabra; empeoramiento de la concentración; actividad motora disminuida)
   0. Palabra y pensamiento normales.
   1. Ligero retraso en el diálogo.
   2. Evidente retraso en el diálogo.

3. Diálogo difícil.
4. Torpeza absoluta.

9. **Agitación**
   0. Ninguna.
   1. «Juega» con sus manos, cabellos, etc.
   2. Se retuerce las manos, se muerde las uñas, los labios, se tira de los cabellos, etc.

10. **Ansiedad psíquica**
    0. No hay dificultad.
    1. Tensión subjetiva e irritabilidad.
    2. Preocupación por pequeñas cosas.
    3. Actitud aprensiva aparente en la expresión o en el habla.
    4. Terrores expresados sin preguntarle.

11. **Ansiedad somática**

0. Ausente	Signos fisiológicos concomitantes de la ansiedad como:
1. Ligera	—Gastrointestinales: boca seca, flatulencia, diarrea, eructos, retortijones.
2. Moderada	—Cardiovasculares: palpitaciones.
3. Grave	—Respiratorios: hiperventilación, suspiros.
4. Incapacitante	—Frecuencia urinaria.
	—Sudoración.

12. **Síntomas somáticos gastrointestinales**
    0. Ninguno.
    1. Pérdida del apetito, pero come sin necesidad de que le estimulen. Sensación de pesadez en el abdomen.
    2. Dificultad en comer si no se le insiste. Solicita o necesita laxantes o medicación intestinal o para sus síntomas gastrointestinales.

13. **Síntomas somáticos generales**
    0. Ninguno.
    1. Pesadez en las extremidades, espalda o cabeza. Dorsalgias, cefalalgias, algias musculares. Pérdida de energía y fatigabilidad.
    2. Cualquier síntoma bien definido se califica 2.

14. **Síntomas genitales**

0. Ausente	Síntomas como:
1. Débil	—Pérdida de la libido.
2. Grave	— Trastornos menstruales.
3. Incapacitante.	

15. **Hipocondría**
    0. No la hay.
    1. Preocupado de sí mismo (corporalmente).
    2. Preocupado por su salud.
    3. Se lamenta constantemente, solicita ayudas, etc.
    4. Ideas delirantes hipocondríacas.

16. **Pérdida de peso** (completar A o B)
    A. Según manifestaciones del paciente (primera evaluación)
       0. No hay pérdida de peso.
       1. Probable pérdida de peso asociada con la enfermedad actual.
       2. Pérdida de peso definida (según el enfermo).

    B. Según pesaje hecho por el psiquiatra (evaluaciones siguientes)
       0. Pérdida de peso inferior a 500 g en una semana.
       1. Pérdida de peso de más de 500 g en una semana.
       2. Pérdida de peso de más de 1 kg. en una semana (por término medio).

17. *Insight* (conciencia de enfermedad)
    0. Se da cuenta de que está deprimido y enfermo.
    1. Se da cuenta de su enfermedad pero atribuye la causa a la mala alimentación, clima, exceso de trabajo, virus, etc.
    2. Niega que esté enfermo.

ESCALA DE DEPRESIÓN DE MONTGOMERY-ASBERG (MONTGOMERY-ADSBERG DEPRESSION SCALE, MADRS)

Esta escala consta de 10 ítems que evalúan el perfil de los síntomas y de la gravedad de la depresión. Está diseñada para ser aplicada por un médico que valorará la presencia y la intensidad de cada uno de los parámetros que explora.

La puntuación de cada ítem oscila entre 0 y 6 y las puntuaciones son 0, 2, 4 o 6 puntos. Para asignar el valor a cada ítem no se basan sólo en la entrevista con el paciente sino que se pueden usar fuentes de información distintas al propio paciente (familia, amigos, etc.).

Una diferencia respecto a la escala de depresión de Hamilton es que no está tan contaminada por ítems que evalúen ansiedad aunque sí presenta varios que exploran síntomas somáticos y vegetativos que dificultan la aplicación en pacientes con enfermedades médicas.

La puntuación global se obtiene sumando la puntuación asignada a cada uno de los apartados. Puede oscilar entre 0 y 60 puntos. Los puntos de corte recomendados son:

- De 0 a 6: no depresión.
- De 7 a 19: depresión menor.
- De 20 a 34: depresión moderada.
- De 35 a 60: depresión grave.

Escala de Depresión de Montgomery-Asberg (MADRS)

1. **Tristeza aparente**

    El paciente expresa abatimiento, tristeza y desesperación a través de la voz, el gesto y la expresión mímica.

    Evalúese en función de la gravedad e incapacidad para ser animado.

    0. No tristeza.
    1. ————
    2. Parece desanimado, pero se anima fácilmente.
    3. ————
    4. Parece triste e infeliz la mayor parte del tiempo.
    5. ————
    6. Parece desgraciado todo el tiempo. Extremadamente abatido.

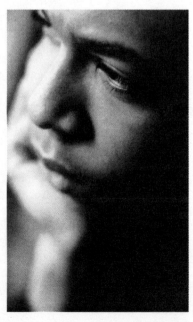

2. **Tristeza expresada**

    El enfermo aporta datos verbales sobre su humor deprimido, independientemente de que lo exprese por su apariencia o no. Incluye ánimo bajo, abatimiento, desesperanza, sentimiento de desamparo.

    Evalúese de acuerdo con la intensidad, duración e influencia del humor por las circunstancias.

    0. Tristeza ocasional en consonancia con las circunstancias ambientales.

1. ———
2. Tristeza que cede (se anima) sin dificultad.
3. ———
4. Sentimientos de tristeza o abatimiento profundo, pero el humor es todavía ligeramente influenciable por las circunstancias externas.
5. ———
6. Continua e invariable tristeza, abatimiento, sentimiento de desgracia.

3. Tensión interior

El paciente expresa sentimientos de malestar indefinido, nerviosismo, confusión interna, tensión mental que se vuelve pánico, temor o angustia.

Evalúese de acuerdo con la intensidad, frecuencia o duración de la tranquilidad perdida.

0. Placidez aparente. Sólo manifiesta tensión interna.
1. ———
2. Ocasionales sentimientos de nerviosismo y malestar indefinido.
3. ———
4. Continuos sentimientos de tensión interna o sentimientos de pánico que aparecen intermitentemente y que el paciente puede dominar, pero con dificultad.
5. ———
6. Angustia o temor no mitigado. Pánico abrumador.

4. Sueño reducido

Expresa una reducción en la duración o en la profundidad de su sueño en comparación a como duerme cuando se encuentra bien.

0. Sueño como los normales.
1. ———
2. Leve dificultad para dormir o sueño ligeramente reducido: sueño ligero.
3. ———
4. Sueño reducido o interrumpido al menos durante dos horas.
5. ———
6. Menos de dos o tres horas de sueño.

5. Disminución del apetito

El paciente expresa una reducción del apetito en comparación con cuando se encuentra bien.

Evalúese la pérdida del deseo de alimento o la necesidad de forzarse uno mismo a comer.

0. Apetito normal o aumentado.
1. ————
2. Apetito ligeramente disminuido.
3. ————
4. Falta de apetito. Los alimentos saben mal.
5. ————
6. Necesidad de persuasión para comer.

6. **Dificultades de concentración**

El paciente expresa dificultades para mantener su propio pensamiento o para concentrarse.

Evalúese de acuerdo con la intensidad, frecuencia y grado de la incapacidad producida.

0. Ninguna dificultad de concentración.
1. ————
2. Dificultades ocasionales para mantener los propios pensamientos.
3. ————
4. Dificultades en la concentración y mantenimiento del pensamiento que reduce la capacidad para mantener una conversación o leer.
5. ————
6. Incapacidad para leer o conversar sin gran dificultad.

7. **Laxitud. Abulia**

El paciente expresa o presenta una dificultad para iniciar y ejecutar las actividades diarias.

0. Apenas dificultades para iniciar las tareas. Sin inactividad.
1. ————
2. Dificultad para iniciar actividades.
3. ————
4. Dificultades para comenzar sus actividades rutinarias, que exigen un esfuerzo para ser llevadas a cabo.
5. ————
6. Completa laxitud, incapacidad para hacer cualquier cosa sin ayuda.

8. **Incapacidad para sentir**

El paciente expresa un reducido interés por lo que le rodea o las actividades que normalmente producían placer. Reducción de la capacidad para reaccionar adecuadamente a circunstancias o personas.

0. Interés normal por las cosas y la gente.
1. ————
2. Reducción de la capacidad para disfrutar de los intereses habituales.
3. ————
4. Pérdida de interés en lo que le rodea, incluso con los amigos o conocidos.
5. ————
6. Manifiesta la experiencia subjetiva de estar emocionalmente paralizado, anestesiado, con incapacidad para sentir placer o desagrado, y con una falta absoluta y/o dolorosa pérdida de sentimientos hacia parientes y amigos.

9. **Pensamientos pesimistas**

El paciente expresa pensamiento de culpa, autorreproche, remordimiento, inferioridad, ideas de ruina, ideas de pecado.

0. Sin pensamientos pesimistas
1. ————
2. Ideas fluctuantes de fallos, autorreproches o autodepreciaciones.
3. ————
4. Persistentes autoacusaciones o ideas definidas, pero todavía razonables de culpabilidad o pecado. Pesimismo.
5. ————
6. Ideas irrefutables de ruina, remordimiento o pecado irremediable.
7. Autoacusaciones absurdas e irreductibles.

10. **Ideación suicida**

El paciente expresa la idea de que la vida no merece vivirse, de que una muerte natural sería bienvenida, o manifiesta ideas o planes suicidas.

0. Se alegra de vivir. Toma la vida como viene.
1. ————
2. Cansado de vivir. Ideas suicidas fugaces.
3. ————
4. Manifiesta deseos de muerte, ideas suicidas frecuentes. El suicidio es considerado como una solución, pero no se han elaborado planes o hecho intención.

5. _____

6. Planes explícitos de suicidio cuando exista una oportunidad. Activa preparación para el suicidio.

ESCALA DE ZUNG-CONDE (SDS)

Esta escala autoaplicada por el propio paciente consta de 20 ítems que permiten detectar una depresión de forma sencilla y rápida. Los valores que se asignan a cada respuesta puntúan de 1 a 4:

- La puntuación 1 equivale a «raramente».
- La puntuación 2 equivale a «alguna vez».
- La puntuación 3 a «bastante».
- Y la puntuación 4 a «siempre».

Las preguntas 2, 5, 6, 11, 12, 14, 17, 18 y 20 marcadas con un asterisco puntúan al revés donde el 1 equivaldría a «siempre» y el 4 a «raramente».

Escala de Zung-Conde (SDS)

1. ¿Estoy triste?
2. Por la mañana estoy mejor.*
3. ¿Lloro?
4. ¿Duermo mal?
5. ¿Tengo hambre? *
6. ¿Me atrae el sexo como antes?*
7. ¿Pierdo peso?
8. ¿Estoy estreñido?
9. ¿Palpitaciones?
10. ¿Cansancio fácil?
11. ¿Tengo la cabeza despejada? *
12. ¿Hago las cosas fácilmente como antes? *
13. ¿Estoy nervioso?
14. ¿Esperanza en el futuro? *
15. ¿Estoy más irritable?
16. ¿Me cuesta decidir?
17. ¿Soy útil? *
18. ¿Encuentro agradable vivir? *
19. ¿Sería mejor morirme?
20. ¿Tengo interés por mis aficiones habituales? *

La interpretación de los resultados sería la siguiente:

- Más de 33 puntos: sospecha de depresión.
- Más de 47 puntos: depresión clara.

LA DEPRESIÓN EN LA TERCERA EDAD

Durante más de diez años, Felicia había vivido creyendo que todo aquello estaba olvidado... Y ahora, de pronto, la habitación en penumbra, la figura encogida en el sillón, el aire pesado del dolor que parecía engancharse en las cosas, difuminándolas hasta tamizar las voces que llegaban de la calle, ahora, en aquel preciso instante, como si el tiempo fuera un espejo que permanece tapado y de pronto se descubre, y hiere al mostrar una vieja imagen que se creía muerta, Felicia se veía a sí misma; ella encogida sobre la cama, en una habitación en penumbra, y el dolor pesando sobre las cosas, enganchándose en las cosas, apretando el estómago y los pulmones...

Ángeles Caso, *El peso de las sombras.*

¿ES NORMAL QUE LOS ANCIANOS SE DEPRIMAN?

Existe la *falsa* creencia de que la depresión en los pacientes ancianos es intrínseca a la edad, es decir, que los ancianos se deprimen porque es normal, porque es la consecuencia de la edad y del envejecimiento como la aparición de artrosis, las arrugas o la pérdida de visión. Y no es cierto.

La mayoría de las personas de edad se sienten satisfechas con su vida. Y si aparece una depresión y se considera erróneamente como un aspecto normal de la vejez ni se diagnosticará ni se tratará, causando un sufrimiento innecesario para el anciano y su familia.

La tercera edad es una etapa muy vulnerable para padecer episodios depresivos. En esta edad la depresión puede aparecer enmascarada por múltiples enfermedades médicas, por pérdidas de memoria, sordera, déficit de visión, dolores crónicos, pérdida de movilidad, necesidad de ayuda para las actividades básicas de la vida diaria como el aseo, comer o salir solos a la calle, etc. que generan aislamiento, miedo, inseguridad...

En esta etapa es más frecuente la pérdida del cónyuge. El anciano, al quedarse solo, pierde tanto a la pareja con la que llevará viviendo desde siempre, como al objeto de su vida. Así, a la tristeza por la soledad de la pérdida se le añadirán otros factores que no podemos olvidar:

- Si el anciano que se queda viudo es el enfermo, generalmente su pareja era la que se encargaba de las medicinas, la que sabía qué pastillas debía tomar, qué alimentos podía comer, etc. y se sentirá perdido.

- Si el anciano está sano y fallece su pareja enferma, generalmente sea él el que sepa qué enfermedades padecía, qué medicación tomaba, el que iba al médico a por las medicinas, etc. Es decir, que había adquirido el *rol* de cuidador y todo eso a lo que había entregado su vida se pierde cuando fallece.

Cuando un anciano va al médico puede que sólo describa síntomas físicos. Una persona mayor deprimida puede parecernos quejica, muy absorbente, confusa, retraída, olvidadiza, muy demandante de atención hacia la familia, médicos y enfermeros de atención primaria y de los servicios hospitalarios sin hablarnos claramente de depresión, y parecernos una demencia como consecuencia de la edad y ser en realidad una depresión.

En personas mayores de 65 años la predisposición genética a padecer una depresión pierde importancia; además, esta importancia es menor cuanto mayor sea el paciente.

Además hay que destacar la importancia del elevado riesgo de suicidio en estas edades. El suicidio puede ser consecuencia de un abandono del cuidado propio, de la medicación, etc. o tras la ideación y decisión de hacerlo. Hasta el 40 por 100 de los suicidios consumados se dan en pacientes de más de 70 años. El nivel máximo se da en pacientes de más de 85 años.

¿POR QUÉ LOS ANCIANOS SE DEPRIMEN MÁS?

Los acontecimientos vitales son causas muy importantes de depresión en esta edad. Estos factores complican la situación clínica, en ocasiones bastante deteriorada. Entre los factores vitales estresantes que más repercuten vamos a destacar:

- Pérdida de seres queridos: cónyuges, hermanos, amigos....
- Pérdida de la salud. Presencia de múltiples enfermedades más o menos graves; tratamientos crónicos.
- Disminución de las capacidades físicas, limitaciones.
- Aislamiento y soledad.
- Jubilación y jubilación forzosa anticipada.
- Corta expectativa de vida.
- Deterioro cognitivo.
- Pérdida de poder adquisitivo. Disminución de los recursos económicos.

A pesar de todo, el número de pacientes deprimidos no aumenta en esta edad (mayores de 65 años), excepto si hablamos de mayores de 75 años. Si dividimos a la tercera edad en dos grupos vemos la diferencia:

- *Tercera edad precoz (65-74 años)*: el número de pacientes deprimidos es similar al de la población adulta, con mayor porcentaje en mujeres que en hombres.
- *Tercera edad tardía (más de 75 años)*: aquí sí se observa mayor incidencia de depresión que en la población general.

Parece que las diferencias entre los dos grupos varían según el peso de las enfermedades asociadas y de la mayor incidencia de demencias y deterioros cognitivos que son más frecuente en el grupo de mayor edad (más de 75 años).

Además de la depresión se observa un mayor incremento de trastornos de ansiedad sobre todo el *trastorno de estrés postraumático*, los *trastornos fóbicos (agorafobia)* y la *ansiedad generalizada*.

¿QUÉ ES LA ANSIEDAD? ¿POR QUÉ APARECEN MÁS CASOS EN LOS ANCIANOS?

La *ansiedad* se define como la sensación de tensión o de temor ante un peligro real o imaginario que amenaza al paciente. Los síntomas clásicos que acompañan a este estado son: temor, nerviosismo, irritabilidad, temblor, palpitaciones, náuseas, sudoración, escalofríos, insomnio, sensación de falta de aire, tensión muscular, etc.

El *trastorno de estrés postraumático* es el que aparece como una reacción transitoria a una o varias situaciones de estrés: cambio de hogar, pérdidas, fallecimientos, enfermedades médicas, etc.

Los *trastornos fóbicos* hacen referencia a la aparición de síntomas de ansiedad cuando el paciente tiene que enfrentarse a un objeto o a una situación concreta. Ejemplos de esta situación son el miedo a los animales, a hablar en público, a los lugares cerrados, a las alturas, etc.

Hablamos de *ansiedad generalizada* o *ataque de pánico* cuando aparecen episodios de ansiedad de forma brusca, intensa e inesperada. Generalmente, no hay sucesos desencadenantes y el paciente presenta de forma súbita ansiedad muy intensa, palpitaciones, mareo, sensación de falta de aire y de muerte inminente. Estos episodios duran aproximadamente de 15 a 30 minutos y ceden. Si los ataques suceden cada poco tiempo el paciente empieza a evitar las situaciones en las que pueden aparecer nuevos ataques y perder el control como el salir a la calle, estar solo, entrar en sitios cerrados, en grandes almacenes, etc.

Estos tipos de trastornos de ansiedad se incrementan en la tercera edad. Parecen consecuencia de las situaciones de pérdidas traumáticas que se acumulan en la vejez y también por situaciones de desconfianza y de inseguridad como el miedo a las caídas, a perderse, etc. y a las enfermedades *somáticas* propias del paciente (mareos, vértigo, incontinencia urinaria, sordera, etc.).

¿EXISTEN DIFERENCIAS CLÍNICAS ENTRE ANCIANOS Y ADULTOS CON TRASTORNOS DE ANSIEDAD?

Al hablar de *diferencias clínicas* nos referimos a si la forma de presentación de la ansiedad es diferente entre los adultos y los ancianos, es decir, si un anciano ansioso presenta los mismos síntomas que un adulto que padezca el mismo cuadro.

Los factores que repercuten y potencian los trastornos de ansiedad en los ancianos son similares a los que hemos comentado para la depresión. Entre ellos destacamos la soledad, el aislamiento, las pérdidas tanto personales como físicas, las limitaciones físicas, las enfermedades, la pérdida del empleo como soporte social y disminución de los recursos, etc.

Las *fobias,* de las que hemos hablado anteriormente, tienen mayor incidencia en ancianos que en adultos pero pasan más inadvertidos porque se consideran como una manía del anciano o como un rasgo del carácter normal del anciano que se acentúa con la edad. En las *fobias* del anciano predomina más la *evitación* de las situaciones que les produzca el cuadro ansioso como forma de control de la ansiedad.

Ejemplos de esto: no montar en ascensor si tienen miedo a los sitios cerrados, con lo que no salen a la calle si les cuesta bajar las escaleras; no salir a la calle por miedo a ser atropellados o sufrir caídas; no salir a comprar por la angustia que les producen los grandes almacenes, perderse y no saber volver a casa, etc. Quizás el familiar que viva con el anciano, o el que le visite a diario, sólo perciba que el anciano últimamente no quiere salir a la calle cuando en realidad no sale porque está evitando las situaciones que le generan la angustia y así se potencia el aislamiento y se dificulta su diagnóstico, su recuperación y su mejoría.

Con respecto a la *ansiedad generalizada* en el adulto la forma de presentación es mucho más florida y en el anciano predominan formas con quejas de tipo *somático.* Lo más frecuente es que en el anciano aparezca como *hipocondriasis* o preocupación excesiva del anciano respecto a su salud o a su falta de salud. Esto lleva a empañar el diagnóstico, a realizar multitud de pruebas diagnósticas innecesarias, a tratar numerosas enfermedades sin importancia, como pequeñas manchas en la piel, insomnio, molestias gástricas inespecíficas, mareos, dolores reumáticos fugaces, pérdida de apetito, estreñimiento, etc.

Todas estas manifestaciones parecen originadas por enfermedades médicas hacia las que el anciano centra toda su atención y no pensamos que en realidad son trastornos de ansiedad que en el anciano presentan esta forma encubierta.

¿ES MÁS FRECUENTE LA ANSIEDAD Y LA DEPRESIÓN EN ANCIANOS?

El número de casos de ansiedad y depresión en la tercera edad es más elevado que en los adultos de la población general pero se diagnostican menos entre otras razones por:

- Las peculiaridades clínicas en este grupo que presentan más quejas de dolores generalizados, insomnio, agitación o irritabilidad que tristeza o pérdida de interés por las cosas.
- Porque muchas veces pasan inadvertidas ante otras enfermedades más aparentes como las médicas (la hipertensión arterial, la diabetes, la insuficiencia cardiaca, etc.) o la demencia.
- Preocupación *somática* hacia la que el anciano concentra toda su atención: molestias abdominales, insomnio, estreñimiento, mareos, dolores generalizados, dolores reumáticos, pérdida del apetito...
- Los propios ancianos se vuelven más tolerantes con los síntomas propios de la depresión y ansiedad y ellos mismos los atribuyen a la edad.
- La población en general cree que la pérdida de interés, el cansancio, la ansiedad, el nerviosismo, la inquietud, la pérdida de vitalidad y de energía y la pérdida del placer son cosas normales de la edad.
- Muchos ancianos viven solos y no tienen posibilidad de ir al médico, de ser aconsejados por familiares, o de hacer un seguimiento correcto.

¿HAY DIFERENCIAS CLÍNICAS ENTRE ADULTOS Y ANCIANOS DEPRIMIDOS?

No parece que existan características que definan la depresión del anciano como una forma diferente de depresión que la del adulto aunque sí hay datos que apoyan una diferente forma de presentarse en el anciano.

Los ancianos suelen ser reacios a hablar de su desesperanza, de su falta de interés, de su tristeza, de su pérdida de placer en las actividades que normalmente se lo producían o incluso de su pena después de la muerte de un ser querido, incluso cuando el duelo se prolonga mucho tiempo.

¿CUÁLES SON LAS DIFERENCIAS ENTRE UNA DEMENCIA Y UNA DEPRESIÓN?

La *depresión* puede cursar con alteraciones *cognitivas* (pérdidas de memoria, pérdidas de atención, conductas extrañas, períodos de confusión, etc.), que, aunque la mayoría de las veces son leves y aparecen de forma brusca, con lo que se pueden diferenciar de una demencia (tipo Alzheimer, por ejemplo), en ocasiones se pueden confundir con una demencia en una fase incipiente, es decir, con una demencia que se está iniciando. Estos pacientes presentan lo que se denomina *pseudodemencia*.

Es muy fácil el error diagnóstico entre una *demencia* y una *pseudodemencia* (o depresión que se confunde por su síntomas con una demencia que se está iniciando) pero trae consecuencias nefastas ya que una depresión en un anciano es susceptible de ser tratada y mejorar pero si se cataloga de demencia como no existe ningún tratamiento eficaz se le privará de la posibilidad de mejoría.

Otro problema añadido es que entre el 20 y el 40 por 100 de los pacientes con enfermedad de Alzheimer presentan síntomas depresivos lo que dificulta más aún el diagnóstico.

Existen, por tanto, dos tipos de cuadros que suelen provocar errores diagnósticos:

- La *pseudodemencia depresiva*.
- La *depresión secundaria* que aparece en las demencias.

¿QUÉ ES UNA PSEUDODEMENCIA?

La *pseudodemencia* es un deterioro cognitivo o mental, al igual que las demencias, pero no es orgánico, es decir, no se produce por lesión en el cerebro sino por una depresión. Es un estado afectivo con un inicio más agudo que las demencias. Los síntomas claves son: *letargia*, *apatía*, aislamiento, aunque el resto de los síntomas se parecen mucho a los de una demencia con alteración de la concentración, de la atención, de la orientación y la memoria, conductas extrañas, etc.

¿QUÉ ES UNA DEMENCIA?

Las *demencias* son trastornos mentales orgánicos que tienen su base en lesiones del cerebro y producen alteraciones psicológicas y de conducta. Se caracterizan por la pérdida continua y progresiva de las funciones intelectuales superiores. Algunas son transitorias o reversibles y otras son permanentes.

La demencia puede estar causada por más de 70 enfermedades, pero tomamos la enfermedad de Alzheimer como prototipo de demencia, ya que es la más frecuente: hasta el 60 por 100 de todas las demencias. Se presenta desde la tercera década de la vida hasta la vejez, generalmente desde los 40 a los 90 años. Hasta el 40 por 100 de los pacientes tienen familiares de primer grado con Alzheimer: padres, hermanos, hijos. Si existe un familiar con Alzheimer el riesgo que presentan los miembros de su familia de padecerla es hasta cuatro veces mayor que la población general.

La depresión y la demencia aparecen juntas en ancianos hasta en un 19 por 100, y hasta el 30 por 100 en enfermedad de Alzheimer.

Las manifestaciones clínicas que se producen en las demencias dependen de muchos factores como las enfermedades de base y el tipo de personalidad previa del paciente. Varían entre distintas personas, y, dentro de una misma persona, varían según el momento de la evolución o fase en que nos encontremos. Tienen un inicio muy sutil, muy leve, que se van instaurando poco a poco pero que produce un deterioro progresivo.

El hallazgo fundamental es la alteración de la memoria y los trastornos de conducta. Estos trastornos de conducta que aparecen son, por ejemplo, ocultar objetos, inquietud, vestirse o desvestirse de forma inapropiada, vagabundeo, golpear, empujar arañar, dar patadas, llamadas constantes de atención, lamentos y lloros, repetición de palabras, hablar en voz alta, negativismo, no hacer nada, gritos, alaridos, insultos, mal genio, etc.

El cuadro clínico habitual se basa en irritabilidad, insomnio, menor tolerancia a la frustración, desorientación en tiempo y espacio, dificultad para comer, vestirse y para la higiene personal, los pacientes van cambiando su personalidad a una más rígida y menos tolerante, con un lenguaje obsceno, con una conducta rara, impulsiva, errática, desinhibida, irresponsable, peligrosa, con pérdidas de memoria, falta de concentración, olvidos frecuentes, con una dificultad injustificada para hacer tareas simples, dificultad para la deambulación, torpeza, con un modo de caminar inseguro, a pasos cortos.

ESCALA DE DEPRESIÓN GERIÁTRICA

ESCALA DE DEPRESIÓN GERIÁTRICA
(GERIATRIC DEPRESSION SCALE, GDS)

Esta escala es la única escala específica para la depresión en los pacientes ancianos. Es una escala de cribado, es decir, de detección de una posible depresión en los ancianos. Si tras aplicar la escala se orienta a la existencia de un posible trastorno depresivo se tendrá que realizar un examen en profundidad para confirmar o descartar la presencia del mismo.

Es una escala autoaplicada, es decir, es el propio paciente quien valora si los síntomas se hallan o no presentes. Consta de 30 ítems que formulan preguntas de respuesta sí-no. La puntuación total se calcula con la suma de las puntuaciones en cada una de las preguntas. Una respuesta *afirmativa* en los ítems 2 a 4, 6, 8, 10 a 14, 16 a 18, 20, 22 a 26 y 28 obtiene 1 punto. Una respuesta *negativa* en el resto, en los ítems 1, 5, 7, 9, 15, 19, 21, 27, 29 y 30 se califica también con 1 punto.

Los puntos de corte recomendados son los siguientes:

- De 0 a 10: normal.
- De 11 a 30: posible depresión.

Escala de Depresión Geriátrica (GDS)

1.	¿Está usted satisfecho con su vida?	Sí	No
2.	¿Ha abandonado muchos de sus intereses y actividades?		
		Sí	No
3.	¿Siente que su vida está vacía?	Sí	No
4.	¿Se siente usted frecuentemente aburrido?	Sí	No
5.	¿Tiene usted mucha fe en el futuro?	Sí	No
6.	¿Tiene pensamientos que le molestan?	Sí	No
7.	¿La mayoría del tiempo está de buen humor?	Sí	No
8.	¿Tiene miedo de que algo malo le vaya a pasar?	Sí	No
9.	¿Se siente usted feliz la mayor parte del tiempo?	Sí	No
10.	¿Se siente usted a menudo impotente, desamparado, desvalido?		
		Sí	No
11.	¿Se siente a menudo intranquilo?	Sí	No
12.	¿Prefiere quedarse en su hogar en vez de salir?	Sí	No
13.	¿Se preocupa usted a menudo sobre el futuro?	Sí	No
14.	¿Cree que tiene más problemas con su memoria que los demás?		
		Sí	No

15. ¿Cree que es maravilloso estar viviendo?   Sí   No
16. ¿Se siente usted a menudo triste?   Sí   No
17. ¿Se siente usted inútil?   Sí   No
18. ¿Se preocupa mucho sobre el pasado?   Sí   No
19. ¿Cree que la vida es muy interesante?   Sí   No
20. ¿Es difícil para usted empezar proyectos nuevos?   Sí   No
21. ¿Se siente lleno de energía?   Sí   No
22. ¿Se siente usted sin esperanza?   Sí   No
23. ¿Cree que los demás tienen más suerte que usted?   Sí   No
24. ¿Se preocupa por cosas sin importancia?   Sí   No
25. ¿Siente a menudo ganas de llorar?   Sí   No
26. ¿Es difícil para usted concentrarse?   Sí   No
27. ¿Disfruta al levantarse por las mañanas?   Sí   No
28. ¿Prefiere evitar las reuniones sociales?   Sí   No
29. ¿Es fácil para usted tomar decisiones?   Sí   No
30. ¿Está su mente tan clara como antes?   Sí   No

RECUERDE

- Los ancianos presentan una depresión con mayor grado de ansiedad (*hipocondría*, agitación, preocupación por quejas *somáticas* hacia las que el anciano concentra toda su atención: molestias abdominales, estreñimiento, insomnio, mareos, dolores generalizados, dolores reumáticos, pérdida del apetito...)
- Presentan una forma de depresión más *melancólica*: encontrarse peor por las mañanas, insomnio, *anorexia*...
- Son más importantes los factores estresantes externos: pérdida de salud, de vitalidad, de autonomía, económicos, fallecimientos, etc. y menos importantes los genéticos.
- El pronóstico puede no ser bueno. En un estudio se vio que un año después del diagnóstico de la depresión, dos tercios de los pacientes deprimidos de edad avanzada o no habían mejorado, o habían empeorado o habían fallecido. Entre los factores que empeoraban el pronóstico de la depresión se incluían los delirios depresivos, las enfermedades médicas, las condiciones de la vivienda y los ingresos bajos.

¿POR QUÉ LAS MUJERES SE DEPRIMEN MÁS?

Alzaba la cabeza hacia el rostro de la madre, pálido a pesar del calor cercano, visibles las ojeras azuladas bajo los ojos verde mar, transparentes de las lágrimas que nunca llegaban a caer y se quedaban allí atravesadas, ateriéndola de frío y de esa pena que lo devoraba todo.

Ángeles Caso, *El peso de las sombras.*

¿LAS MUJERES NOS DEPRIMIMOS MÁS?

Es un hecho indiscutible que la depresión afecta más a las mujeres, casi el doble que a los hombres. El riesgo es mayor en mujeres frente a hombres en cualquier grupo de edad. Dentro de las mujeres, existe mayor riesgo en el grupo de edad entre 18-44 años frente a las mayores de 65 años.

Esta proporción de dos a uno (dos mujeres deprimidas por cada hombre deprimido) no depende de factores como la raza, la cultura, la situación económica, o el país donde se viva. Se ha visto la misma proporción en otros diez países del mundo.

¿POR QUÉ SE PRODUCE ESTO?

La respuesta es compleja. Como ya hemos visto, hay muchos factores implicados en la génesis de la depresión y ninguno de ellos por sí mismo parece explicarla. Se está investigando si las características particulares de la mujer (factores biológicos, reproductivos, hormonales, sociales, ciclos de la vida, el maltrato, la opresión, las relaciones interpersonales, etc.) pueden ser causas de esta mayor incidencia en la mujer.

Las causas específicas de la depresión en la mujer no están claras, ya que hay muchas mujeres que han sido expuestas a estos factores y no sufren una depresión.

La investigación se está centrando en diferentes áreas que vamos a intentar explicar a continuación:

ADOLESCENCIA
Antes de la adolescencia apenas hay diferencia entre niños y niñas.

Pero entre las edades de 11-13 años hay aumento muy significativo de depresión en niñas. Al llegar a los 15 años las niñas ya tienen una probabilidad dos veces mayor que los niños de su misma edad de presentar, o haber presentado, un episodio depresivo serio.

Esto ocurre en una etapa de la adolescencia en la que los roles y expectativas cambian de forma drástica. Los factores de estrés que se implican en el desencadenamiento de un episodio depresivo en esta etapa incluyen:

- Formación de la identidad del adolescente.
- El desarrollo de la sexualidad.
- La separación del adolescente de los padres.
- La primera toma de decisiones.
- Cambios físicos, intelectuales y hormonales.

Estos factores de estrés generalmente son diferentes para los varones, y en las mujeres pueden estar relacionados con la mayor incidencia de depresión.

Hay estudios que demuestran que las niñas tienen tasas de incidencia más altas de depresión, trastornos de ansiedad, trastornos de alimentación (anorexia y bulimia nerviosas) y trastornos de desajuste emocional que los varones de su misma edad.

EDAD ADULTA

El estrés puede contribuir a la depresión en personas predispuestas a la enfermedad. Algunos autores defienden la teoría de que la alta incidencia de depresión en la mujer se deba, no a una mayor vulnerabilidad, sino a las situaciones de estrés que soportan muchas mujeres. Estos factores de estrés incluyen:

- La responsabilidad en el hogar.
- La responsabilidad en el trabajo.
- Ser madre soltera.
- El cuidado de los niños.
- El cuidado de los padres ancianos.

No se entiende todavía totalmente de qué forma estos factores afectan de forma específica a la mujer.

Tanto en mujeres como en hombres, la incidencia de depresión grave es mayor en separados y divorciados y menor en los casados; pero mayor para las mujeres en ambos casos. La calidad de un matrimonio puede contribuir significativamente a una depresión. Se ha demostrado que la falta de una relación íntima y de confianza en la pareja, si añadimos los problemas graves en el matrimonio, se relacionan con la depresión en la mujer. Está demostrada una incidencia mayor en los matrimonios infelices.

SEXUALIDAD FEMENINA

Se incluyen: el ciclo menstrual, el embarazo, el puerperio (periodo de tiempo tras el parto), la infertilidad, la menopausia, y, a veces, la decisión de no tener hijos. Todos estos acontecimientos causan fluctuaciones del estado de ánimo y en algunas mujeres incluye la depresión. Estas fluctuaciones hacen referencia al cambio diario, semanal, mensual, etc. del estado de ánimo: los momentos de ánimo bajo, triste, que se intercalan en cualquier día normal.

Los investigadores han confirmado que las hormonas afectan a las sustancias del cerebro que controlan tanto las emociones como el estado de ánimo. Y esto aparece de forma muy clara en las mujeres, cuya concentración hormonal varía según el momento del ciclo menstrual, si existe o no embarazo y en la menopausia.

- *Ciclo menstrual*: muchas mujeres experimentan algunos cambios físicos y de comportamiento asociados a las distintas fases del ciclo menstrual. En algunas de ellas estos cambios son severos, ocurren regularmente en todos sus ciclos e incluyen estados de depresión, irritabilidad, y otros cambios emocionales y físicos.

    Esta situación se conoce como *síndrome premenstrual* o *trastorno disfórico premenstrual*. Comienza después de la ovulación y se van intensificando gradualmente hasta que comienza la menstruación.

    Los científicos investigan cómo influyen los cambios de altas y bajas en el estado del ánimo, en relación a la concentración de hormonas femeninas, los estrógenos y otras, en el cerebro.

- *Puerperio*: los cambios en el estado del ánimo en esta etapa varían desde bajas pasajeras que se producen inmediatamente después del parto, hasta episodios de depresión grave, que se transforman en depresiones severas, discapacitantes y psicóticas.

    La mayoría de las madres tras el parto presentan episodios pasajeros de tristeza, por la responsabilidad de una nueva vida, pero que no requieren tratamiento.

    Hay estudios que sugieren que las mujeres que experimentan depresión grave tras el parto, a menudo han tenido episodios previos de depresión, aunque éstos pueden no haber sido diagnosticados, y, por tanto, no haber recibido tratamiento.

    El tratamiento de estos episodios depresivos severos, tanto

con fármacos como con apoyo emocional de la familia y amigos son de vital importancia para que la madre recupere el bienestar físico y mental y recupere también la capacidad de cuidar y disfrutar del niño.

- *Embarazo*: si el embarazo es deseado es muy raro que contribuya a la depresión. Sin embargo, la etapa de ser madre puede ser de alto riesgo para depresión por el estrés y las exigencias que conlleva.

El aborto no parece aumentar la incidencia de la depresión; pero no se deben pasar por alto los síntomas depresivos en una mujer que haya pasado por esta situación, ya que es una decisión muy difícil, a menudo en el contexto de problemas económicos, embarazos en gente muy joven, sensaciones de culpa, arrepentimiento posterior, violaciones, etc. que, junto a otros factores, pueden desencadenarla.

- *Infertilidad*: las mujeres que presentan problemas de infertilidad, a menudo experimentan extrema ansiedad o tristeza, pero no está claro si contribuye al aumento de la incidencia de la depresión.
- *Menopausia*: en general no aumenta el riesgo de la depresión. De hecho, hay estudios que han demostrado que la depresión durante la menopausia no es diferente a la de otras etapas de la vida. Las mujeres más propensas a sufrir depresión durante esta etapa son aquellas con una historia previa de episodios depresivos.

VICTIMIZACIÓN

Las mujeres que fueron acosadas o maltratadas sexualmente en su niñez tienden a sufrir más depresión clínica en algún momento de su vida en comparación con las que no sufrieron esta experiencia. Además, estudios realizados con víctimas de violaciones en la adolescencia y en la edad adulta muestran aun mayor incidencia.

Las mujeres, además, han sido, y son, víctimas de otras formas comunes de maltrato, como el maltrato físico, el maltrato psicológico, el acoso sexual en el trabajo, y pueden ayudar a desencadenar una depresión.

¿POR QUÉ EL MALTRATO, CUALQUIER TIPO DEL MALTRATO, PUEDE LLEVAR A UNA MUJER A DEPRIMIRSE?

Se debe a que esta situación disminuye la autoestima, produce tristeza, culpabilidad y aislamiento social.

Es posible que existan otros factores de riesgo para la depresión, como los de tipo ambiental (por ejemplo el haber sido educada en el seno de una familia rota) pero se necesitan más estudios para entender si la victimización está ligada de forma específica a la depresión.

POBREZA

La pobreza trae consigo muchos factores de estrés, como el aislamiento, la incertidumbre, el poco acceso a los recursos de ayuda, los acontecimientos negativos que acompañan, etc. La tristeza y la falta de entusiasmo y de expectativas son más frecuentes entre las personas con ingresos más bajos y las que carecen de apoyo social. Pero aun no se ha establecido si la depresión es más frecuente entre las personas que se enfrentan a estos factores ambientales de estrés.

LA DEPRESIÓN FEMENINA EN LA TERCERA EDAD

Hace tiempo se pensaba que las mujeres eran particularmente susceptibles a la depresión cuando los hijos se iban de casa y ellas se enfrentaban al «síndrome del nido vacío», sintiendo una pérdida profunda de identidad y de vacío e inutilidad. Todos estos factores influyen, aunque no se vea un aumento de la depresión en esta edad.

Al igual que en los grupos más jóvenes, las mujeres padecen más episodios de depresión que los hombres en la vejez. Al igual que en todas las edades el no estar casado y la viudez son factores de riesgo para la depresión.

Pero lo más importante es que la depresión en este periodo de la vida no se debe considerar como una consecuencia normal de la edad con todos los problemas y pérdidas que conlleva: problemas físicos, sociales y económicos.

Aproximadamente 800.000 personas se quedan viudas cada año. En su mayoría son mujeres de edad avanzada. Esto está en relación con la mayor esperanza de vida de las mujeres respecto a los hombres. Estas mujeres que se quedan viudas presentan un cuadro de síntomas depresivos muy variado.

La mayoría de estas mujeres no precisa tratamiento pero aquellas con tristeza moderada o severa parece que mejoran al asistir a grupos de apoyo con otras personas que se encuentran en una situación similar, o al recibir otros tipos de tratamientos psicosociales.

Sin embargo, una tercera parte de las personas viudas, ya sean hombres o mujeres, tiene un episodio de depresión grave en el primer mes tras el fallecimiento del cónyuge y la mitad de estas personas permanecen clínicamente deprimidas durante el primer año. Estos trastornos responden a tratamiento con antidepresivos.

LA DEPRESIÓN EN EL HOMBRE

Todo el mundo se extrañó de su desánimo. Ya no salía nunca de casa ni recibía a nadie. Hasta se había negado a visitar a sus enfermos. Entonces corrió la voz de que «se encerraba para darse a la bebida».

Pero si algún curioso acertaba a encaramarse sobre la cerca del jardín, lo que veía con gran asombro era a un pobre hombre con barba crecida, miserablemente vestido, con gesto huraño y que se paseaba llorando ruidosamente.

Gustave Flaubert, *Madame Bovary.*

¿CUÁLES SON LAS CARACTERÍSTICAS QUE HACEN DIFERENTE LA DEPRESIÓN EN EL HOMBRE?

Aunque el hombre tiene menor probabilidad de sufrir una depresión que la mujer no podemos pasar por alto que los hombres también se deprimen. Vamos a intentar repasar algunas de las características por las que parece que los hombres se deprimen menos, o se diagnostican menos.

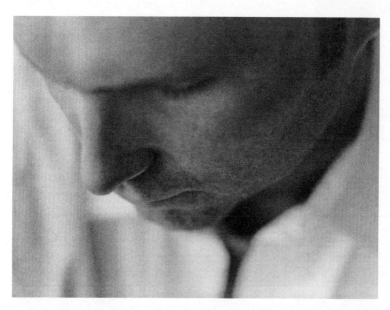

- El hombre tiende a ser más reacio para admitir que tiene depresión y para contar sus síntomas.
- La depresión puede afectar a la salud física de manera distinta que a la mujer. Un estudio reciente indicó que la depresión se asocia a un riesgo elevado de enfermedad coronaria (angina de pecho, infarto) en ambos sexos, pero que sólo el hombre tiene una tasa elevada de muerte debida a la enfermedad coronaria que se da junto al trastorno depresivo.
- El hombre se refugia con mayor frecuencia que la mujer en el alcohol y las drogas y enmascara los síntomas.
- El hábito de trabajar en exceso aceptable socialmente también puede enmascararla.
- Es frecuente que la depresión se manifieste en el hombre como irritabilidad, ira o desaliento, en lugar de los clásicos sentimientos de tristeza, desesperanza o desamparo.
- Incluso cuando el hombre se da cuenta de que está deprimido, comparado con la mujer, tiende a buscar menos ayuda.
- La tasa de suicidio en el hombre es cuatro veces mayor que en la mujer, aunque la tentativa o intentos de suicidio es más frecuente en la mujer. A partir de los 70 años, la tasa de suicidio consumado aumenta en el hombre, siendo el nivel máximo en los hombres mayores de 85 años.

LA DEPRESIÓN EN NIÑOS Y ADOLESCENTES

Entonces se quedó inmóvil junto al coche, silenciosa, muerta de miedo y de nostalgia: el mundo era feo, grande y sucio y feo, y ella se sentía diminuta y débil, una pobre niña pequeña y débil que temía asfixiarse en medio de un mundo grande y feo...

Ángeles Caso, *El peso de las sombras.*

¿LOS NIÑOS TAMBIÉN SE DEPRIMEN? GENERALIDADES

Los niños y adolescentes también pueden deprimirse, hasta el 5 por 100 de los niños y adolescentes de la población general padece depresión en algún momento.

Existe más riesgo en niños que vivan en familias con muchos problemas, que hayan experimentado situaciones muy estresantes como pérdida de los padres o abusos sexuales, que convivan con familiares que padezcan una depresión, que tengan problemas de conducta, de aprendizaje o de atención.

En los niños y adolescentes vemos bajo rendimiento en el colegio, alteraciones de la conducta (promiscuidad sexual, dejan de asistir a clase, abuso de alcohol y drogas) e irritabilidad que se confunden con rasgos límite y antisocial de la personalidad.

En lactantes y niños pequeños se ha descrito el *trastorno reactivo de la vinculación* que se observa en niños con carencias afectivas y del cuidado como lo que les ocurre a los niños que sufren maltratos, los que viven en orfanatos o los que pasan mucho tiempo hospitalizados. Este cuadro se asocia a retraso del crecimiento y del desarrollo intelectual. Presentan una tasa elevada de *morbilidad* y mortalidad.

¿CUÁLES SON LAS CARACTERÍSTICAS DE ESTOS PROCESOS?

Algunas investigaciones indican que entre el 7 y el 14 por 100 de los niños sufrirán un episodio de depresión mayor antes de los 15 años. Las personas que sufren episodios depresivos durante la niñez o en el inicio de la adolescencia tienen un riesgo más alto de episodios futuros de depresión en el transcurso de sus vidas que la población infantil no afecta.

Los padres o los profesores del niño que sufre un episodio depresivo pueden notar una amplia gama de síntomas. El niño puede encontrarse triste y falto de energía. Puede tener problemas para dormir o puede no querer hacer otra cosa que estar todo el día durmiendo. Pueden notarse cambios en el apetito y en el peso.

Algunos niños no se quejarán de sentirse tristes, pero, en su lugar, pueden decir que se sienten feos, estúpidos o inútiles. Pueden sentirse excesivamente culpables o parecer más irritables de lo habitual. Los niños y los adolescentes son más propensos que los adultos a manifestar su depresión con rabietas, abuso de sustancias, absentismo escolar o intentos de suicidio.

Los niños suelen responder bien al tratamiento porque se adaptan rápidamente y porque sus síntomas no están demasiado arraigados. La psicoterapia a menudo puede resultar efectiva. Los episodios depresivos en niños y adolescentes deben ser diagnosticados y tratados por los equipos de psiquiatría especializados en trabajar con estos grupos de edad.

ÚLTIMAS INVESTIGACIONES Y APORTACIONES DE LOS EXPERTOS SOBRE LA DEPRESIÓN EN NIÑOS Y ADOLESCENTES

El prestigioso psiquiatra Luis Rojas Marcos, profesor de Psiquiatría de la Universidad de Nueva York, ha alertado sobre el aumento de las depresiones entre los niños y los jóvenes de toda Europa.

Según Rojas Marcos, «los jóvenes entre 20 y 25 años tienen el doble de probabilidades de caer en una depresión que sus padres, y el triple que sus abuelos. El número de niños y adolescentes de 10 a 18 años que se deprimen ha aumentado en Europa».

El psiquiatra ha asegurado que los métodos diagnósticos actuales más precisos han permitido que salgan a la luz todos estos casos, cuando «hace veinte años no creíamos que un niño pudiera deprimirse».

Según Rojas Marcos, «los niños y los adolescentes son especialmente vulnerables a los *factores sociales*. En esta etapa llena de oportunidades, muchos tienen dificultad en aceptar que los fracasos son transitorios. Además, son muy sensibles al *desequilibrio* entre aspiraciones y posibilidades».

Los modelos imperantes sobre la perfección física o el éxito profesional son, según el psiquiatra, algunos ejemplos de este desequilibrio, que lleva a cada vez más jóvenes a estados depresivos, a veces «solapados con alcohol y otras sustancias» que dificultan el diagnóstico y acentúan la gravedad del trastorno.

En el IX Congreso Nacional y III Internacional de Medicina General Española celebrado en Madrid se ha llegado a unas conclusiones que merece tener en cuenta y que resumimos a continuación.

«Cada generación de adolescentes multiplica el riesgo de depresión.»

Según Manuel Trujillo, jefe de Psiquiatría del Hospital Bellevue, de Nueva York, (Estados Unidos), «los adolescentes y ancianos son actualmente los grupos más vulnerables a padecer alteraciones mentales. La depresión, la ansiedad, el alcoholismo y la demencia son las patologías más comunes en estos grupos. Los expertos insisten en que, en la mayoría de los casos, un adecuado diagnóstico y un manejo precoz que aúne prestaciones asistenciales y sociales pueden ser la clave para el correcto abordaje de sus alteraciones».

La desestructuración que actualmente suele caracterizar al núcleo familiar, el concepto de competitividad y el estilo de vida consumista a los que constantemente se ven sometidos los adolescentes son factores que los colocan como «uno de los grupos de alta vulnerabilidad para padecer algún tipo de patología mental».

El prestigioso psiquiatra Manuel Trujillo ha matizado que en estudios realizados en Estados Unidos en los que durante quince años se han analizado las pautas de conducta de los adolescentes «se ha observado que en cada generación se multiplica el riesgo de padecer depresión». Ha insistido en que los médicos de atención primaria tienen un papel preponderante, ya que son «los primeros sensores de tales alteraciones».

Para Carmen Leal, presidenta de la Sociedad Española de Psiquiatría, el abordaje de los trastornos mentales en la adolescencia se encuentra con un complejo obstáculo: su diagnóstico. «En muchos casos, llevar a cabo un diagnóstico concreto es una tarea difícil. Si el diagnóstico y el tratamiento precoz es imprescindible en todas las enfermedades, en la salud del adolescente son la clave del pronóstico y, por tanto, de impedir la cronificación», afirma Leal.

¿PRESENTAN LOS NIÑOS Y ADOLESCENTES DEPRIMIDOS LOS MISMOS SÍNTOMAS QUE LOS ADULTOS?

La depresión infanto-juvenil se manifiesta de forma diferente que en adultos. La característica más común es que es más frecuente la presencia de *disforia* (inquietud, malestar) o irritabilidad en lugar de tristeza. Los niños no siempre dan la impresión de estar tristes.

Debemos estar alerta ante la presencia en un adolescente de irritabilidad, alteraciones de la conducta y disminución del rendimiento escolar.

Los adolescentes pueden iniciar el consumo de alcohol o drogas como salida a una situación de tristeza que les desborda.

Los síntomas más frecuentes de depresión *infanto-juvenil* los resumimos a continuación:

- Tristeza persistente, llanto que no cesa.
- Pérdida de interés por las actividades que antes disfrutaba.
- Aburrimiento, pérdida de ganas de hacer cosas.
- Aislamiento del resto de los niños, no participar en juegos, no querer salir de casa, querer quedarse solo.
- Pobre comunicación con los padres.
- Baja autoestima, sentimientos de culpa.
- Sensibilidad extrema hacia el rechazo, hacia el fracaso.
- Dificultad para relacionarse y para hacer amigos.
- Quejas inespecíficas, como dolores de estómago o de cabeza.
- Bajo rendimiento escolar, falta de concentración y de atención en el colegio.
- Cambios en los patrones de sueño, pérdida del apetito.
- Pensamientos o ideas de muerte o de querer estar muertos.
- Querer escaparse de casa o haberlo intentado.

¿CUÁLES SON LAS DIFERENCIAS FUNDAMENTALES ENTRE LA DEPRESIÓN INFANTIL-JUVENIL Y LA DEL ADULTO?

Niños	Adultos
Duración de los síntomas más prolongada.	Duración entre 6-12 meses.
Menos alteraciones del sueño, menos insomnio.	El sueño se afecta más.
Menos cambios a lo largo del día.	Mayores cambios.
Más conductas suicidas.	Riesgo suicida variable.
Menos alteraciones de la alimentación.	Disminución del apetito.
Más irritabilidad (adolescentes).	Más tristeza.
Menos cansancio y menos quejas somáticas.	Más cansancio y quejas somáticas.
Sentimientos de culpa, baja autoestima.	Variable.

EL DUELO

No obstante, es ahora, a cosa pasada, cuando deploro mi mezquindad. Es algo que suele suceder con los muertos: lamentar no haberles dicho a tiempo cuánto los amabas, lo necesarios que te eran.

Cuando alguien imprescindible se va de tu lado, vuelves los ojos a tu interior y no encuentras más que banalidad. (...)

Un día adviertes que aquel que te ayudó a ser quien eres se ha ido de tu lado y, entonces, te dueles inútilmente de tu ingratitud. Tal vez las cosas no puedan ser de otra manera, pero resulta difícilmente tolerable. La imposibilidad de poder replantearte el pasado y rectificarlo, es una de las condiciones más crueles de la vida humana. La vida sería más llevadera si dispusiéramos de una segunda oportunidad.

Miguel Delibes, *Señora de rojo sobre fondo gris.*

¿QUÉ ES EL DUELO?

De forma habitual, el duelo se define como una reacción de adaptación normal ante la pérdida de un ser querido, de la persona amada, de la persona con la que el doliente estaba vinculada afectivamente. Es un acontecimiento vital estresante de primera magnitud al que todos nos enfrentamos en algún momento de nuestra vida.

Según varios autores, la situación vital más estresante por la que atraviesa una persona es la muerte del hijo/a y la del cónyuge.

En una consulta normal de un médico de atención primaria, con unos 2.000 usuarios, hay aproximadamente 104 personas en *duelo activo.*

Pero el concepto de duelo es mucho más amplio. Se refiere al «conjunto de emociones, representaciones mentales y conductas vinculadas con la pérdida afectiva, la frustración o el dolor». De esta forma también se considera duelo a todos los procesos que se ponen en marcha ante la pérdida de *seres animados* (un familiar, un amigo, una mutilación, una enfermedad física grave...) o *inanimados o abstractos* (un fracaso personal, un trabajo, una vivienda...). En general hace referencia a la *pérdida afectiva*, cualquiera que ésta sea.

La *situación de duelo* o *proceso emocional de duelo* siempre es dolorosa y se acompaña de intenso sufrimiento para la persona que la padece y conlleva una pérdida y una ruptura con la vida anterior a dicha pérdida.

Sus manifestaciones varían según la persona y el momento, y el abanico de posibilidades es enorme: desde tristeza, dolor, desesperanza, añoranza... hasta rabia, agresividad, resentimiento con el fallecido por haberse ido sin nosotros y por el daño tan profundo que nos produce su falta.

¿POR QUÉ HABLAMOS AQUÍ DEL DUELO?

La manifestación más típica en la evolución del duelo es la *depresión*. Esta depresión tiene como desencadenante la pérdida de la persona amada o del objeto deseado, que produce en el individuo una auténtica ruptura biográfica.

Los trastornos depresivos que aparecen en la evolución de un duelo afectan aproximadamente al 25 por 100 de los dolientes a los 7 meses del fallecimiento sin diferencias en el sexo, afecta igual a hombres y mujeres. Si los síntomas depresivos son intensos y duraderos se planteará instaurar un tratamiento.

Es importante diferenciar la *tristeza* y la *pena* de la *depresión*. La tristeza y la pena hacen referencia a sentimientos normales, no patológicos, pero que son partes intrínsecas al duelo. La depresión que aparece en el transcurso de un duelo no es parte normal de la evolución de un duelo y nos hace pensar que el duelo se complica.

Aunque hablaremos más ampliamente de las diferencias entre tristeza y depresión en otro capítulo, vamos a intentar resumir las ideas más importantes para poder establecer que ambos términos no son sinónimos.

Tristeza normal: influye sobre la esfera de la emoción y del afecto. Es una reacción normal del organismo ante un estímulo (siempre existe un motivo), que se presenta de forma casi inmediata a la aparición del estímulo, con una duración e intensidad adecuadas al motivo que las produjo y que para la persona que lo padece se presenta como una experiencia ya conocida.

Tristeza patológica o depresión: es un trastorno del estado del ánimo. Es un estado, no una reacción. Se caracteriza por un hundimiento generalizado del tono vital que no siempre se acompaña de un motivo desencadenante, y que puede aparecer hasta 6 meses después del motivo que lo produjo. Se presenta con una intensidad y duración desproporcionada (siempre mayor de la esperada) al estímulo que lo produjo.

GENERALIDADES SOBRE EL DUELO

El duelo puede aparecer después de cualquier clase de pérdida, aunque es más intenso tras el fallecimiento de un ser querido. Cada enfermedad, cada pérdida física o funcional representa un duelo más o menos intenso y duradero.

No es un sentimiento único, sino una sucesión de sentimientos que precisan tiempo para ser superados.

¿CUÁLES SON LAS CARACTERÍSTICAS DEL DUELO?

Las características generales de este proceso son los que se resumen a continuación:

- Es un proceso único e irrepetible, dinámico y cambiante a cada momento, que varía entre las distintas personas, en cada persona en concreto, según las familias, las distintas culturas, las religiones, las sociedades...

  A través de los siglos, observamos que las formas de afrontar la muerte varía entre las distintas culturas. Cada cultura tiene sus propios rituales y ceremonias. En algunas culturas el período de duelo es fijo, en otras las ceremonias son públicas y demostrativas, otras presentan un carácter más tranquilo y privado, etc.

  Aunque los sentimientos experimentados por las personas en duelo en las diferentes culturas pueden ser similares, las formas de expresión pueden ser muy diferentes.

- Se relaciona con la aparición de problemas de salud:

  —El riesgo de depresión en viudos se multiplica por 4 el primer año tras el fallecimiento.

  —Casi el 50 por 100 de los viudos presenta *ansiedad generalizada* o *crisis de angustia* el primer año.

  —Hay un aumento del uso y abuso de alcohol y de fármacos.

  —La mitad de las viudas emplea algún psicofármaco en los primeros 18 meses que siguen al fallecimiento de su cónyuge.

  —Entre un 10-35 por 100 de los *dolientes* (personas que sufren un duelo) desarrollarán un *duelo patológico*.

- *Aumenta el riesgo de muerte* principalmente por eventos cardíacos y suicidio. Los viudos tienen un 50 por 100 más de posibilidades de morir de forma prematura el primer año que sigue al fallecimiento del cónyuge que la población general.

- La población en duelo *demanda mayor apoyo sanitario*, aumentando cada vez más el consumo de los recursos sanitarios. En un estudio reciente en Atención Primaria se comprobó que el número de consultas realizadas por los dolientes fue hasta un 80 por 100 mayor que en la población no doliente adscrita a ese Centro de Salud. En otros estudios encontramos resultados similares: el número de consultas en viudas aumenta hasta el 63 por 100 en los primeros 6 meses tras el fallecimiento.

Esto es debido, quizá, a la pérdida progresiva de los recursos clásicos para el doliente como son el apoyo familiar, el religioso, los vecinos, amigos, compañeros de trabajo, etc. que van perdiendo protagonismo en esta sociedad que tiende al aislamiento y que evita hablar de la muerte.

¿CUÁL ES EL PROCESO CRONOLÓGICO O TEMPORAL DEL DUELO?

La evolución del duelo a lo largo del tiempo se puede dividir, de forma general, en varias fases o períodos que comparten determinadas características comunes que pueden ayudarnos a entender qué sucede con el doliente a lo largo del tiempo.

Aunque siempre hay que personalizar ya que ningún individuo es exactamente igual a otro, ni lo son las circunstancias que le rodean, ni todos los individuos tienen que atravesar necesariamente por todas las fases, el orden en el que experimentamos estos sentimientos es muy similar para la mayoría de las personas.

DUELO ANTICIPADO

Es el tiempo de la *premuerte*.

Se caracteriza por la situación de *shock* inicial ante el diagnóstico, más o menos inesperado, más o menos inminente, de la muerte próxima y la negación de ésta.

Se viven momentos de gran ansiedad, angustia y miedo. Este período deja huellas profundas en la memoria.

DUELO AGUDO

Es el tiempo de la *muerte* y *perimuerte*, las pocas horas-días tras el fallecimiento.

Son momentos intensísimos y excepcionales, de auténtica catástrofe emocional. Se caracteriza por una *anestesia emocional* o incapacidad para experimentar ningún tipo de afecto, y por una incredulidad ante lo que se está viviendo.

Estos sentimientos pueden tener lugar a pesar de que el fallecimiento sea esperado.

DUELO TEMPRANO

Es un período que abarca desde semanas hasta unos 3 meses después de la muerte.

Es el tiempo de la negación, de estallidos de rabia, de intenso dolor incontenible, de gran agitación, de profundo dolor, sufrimiento y llanto.

Este estado de agitación, de rabia, de profundo sentimiento, etc. es más intenso durante las dos semanas posteriores al fallecimiento. Según avanza el tiempo se va evolucionando a una sensación de tristeza tranquila, persistente, de aislamiento, de depresión, de silencio... Es parte del modo normal de superar esta etapa.

Según se va superando la agitación los períodos de depresión se hacen más frecuentes, alcanzando su máxima intensidad a las 4-6 semanas del fallecimiento.

En este período pueden aparecer los sentimientos de enfado hacia los médicos y enfermeras, que no pudieron evitar la muerte; hacia los familiares y amigos, que no hicieron lo suficiente; hacia el propio fallecido, que se ha ido y le ha dejado solo.

Aparecen también sentimientos de culpa y de autorreproches en las que el doliente añora y se arrepiente de todas las cosas que hubiera querido decir a su ser querido y no le dijo, por las cosas que hubiera querido hacer y no hizo, por haber desaprovechado situaciones, momentos, o de las cosas que podría haber hecho mejor, etc. Incluso pueden pensar que si hubieran actuado de otra forma se podría haber evitado esa muerte.

La sensación de culpa también puede surgir si se siente cierto alivio tras el fallecimiento de un familiar afectado por una enfermedad larga y dolorosa.

Son sentimientos naturales, comprensibles y muy frecuentes.

Son habituales los momentos de intensa pena, de lágrimas sin razón aparente, desencadenados por personas, lugares o cosas que recuerden a la persona fallecida.

Durante este tiempo el doliente puede pasarse horas y horas sentado en silencio sin hacer nada. Generalmente se emplea este tiempo en recordar una y otra vez los momentos que han vivido juntos. No se debe considerar como una pérdida de tiempo o de desgaste emocional, sino una parte tranquila y esencial en el proceso del afrontamiento.

DUELO INTERMEDIO

Abarca el período de tiempo entre meses y años después de la muerte. La duración habitual es de 1 a 2 años.

Es un período de tiempo de inestabilidad emocional, del paso de la rabia y negación iniciales a la aceptación e integración en la rutina cotidiana, de vivencias contradictorias en las que continúan las situaciones de intenso dolor y de llanto sin razón aparente, pero donde se empieza a percibir la verdadera realidad de la muerte.

Es un período de integración en la vida cotidiana. Un período de soledad, de aislamiento, de pensamientos obsesivos cuyo objeto es la persona amada...

El doliente va estableciendo nuevos patrones de conducta que le hacen asumir que no hay ninguna posibilidad de recuperar a la persona fallecida ni retroceder en el tiempo. Acepta su nueva realidad y empieza a superar la tristeza.

La normalidad se va instaurando poco a poco, el doliente empieza a reanudar su actividad social y disfruta de nuevo de las situaciones que le producían placer sin sentimientos de culpa o de reproches.

El recuerdo se hace menos doloroso y la persona asume su nueva realidad y que la vida continúa.

DUELO TARDÍO

El período que abarca, aproximadamente, los 2-4 años que siguen al fallecimiento.

El doliente ha conseguido superar la tristeza y establecer un nuevo modo de vida, con patrones de conducta, de pensamiento y de sentimiento que le permiten hacer una vida lo más normal posible.

Los sentimientos de pérdida y de soledad pueden no desaparecer y permanecer latentes siempre, pero dejan de ser invalidantes.

DUELO LATENTE

Es el que permanece en el tiempo.

A pesar de todo, para el doliente nada es como antes y no vuelve a ser como antes del duelo. Con el tiempo, se llega a un estado de duelo menos doloroso, pero que reaparece cuando aparecen los recuerdos: el aniversario, las fotos, lugares, etc.

¿QUÉ ES UN DUELO PATOLÓGICO? ¿CUÁLES SON LAS DIFERENCIAS ENTRE UN DUELO NORMAL Y UN DUELO PATOLÓGICO?

El *duelo normal* se caracteriza por ser una reacción normal ante la muerte de un ser querido.

Las manifestaciones de este proceso normal de duelo pueden coincidir con las de una depresión mayor. Estas manifestaciones suelen ser: tristeza, anorexia, llanto, alteraciones del sueño, etc.

Estos síntomas son parte normal de la evolución del duelo y no deben confundirse con una depresión ni tratarla farmacológicamente como tal hasta que se cumplan los criterios de *duelo patológico*.

Se denomina *duelo patológico* a la reacción de duelo que cumple las siguientes características:

- Sentimientos de culpa excesivos del doliente hacia el fallecido por las cosas que se dejaron sin decir, o sin hacer, o sin aclarar, o que se podían haber hecho de otra forma, etc.
- Persistencia de la no aceptación e incluso de la negación de esa muerte.
- Deseos de morir con el ser querido.
- Preocupación excesiva y claramente patológica de inutilidad.
- Enlentecimiento psíquico y motor muy invalidante.
- Deterioro funcional muy acusado de todas las esferas de la vida cotidiana.
- *Alucinaciones* en las que el doliente cree ver al fallecido, oírle, etc.

El criterio temporal referente a la duración de este proceso es fundamental: no debe ser superior a dos meses.

De forma general el doliente debe ser valorado por un psiquiatra siempre que la duración sea superior a dos meses si persiste deterioro funcional y ante cualquier tipo de duelo patológico complicado (con depresión mayor y/o riesgo de suicidio).

El objetivo de la valoración y manejo de este tipo de duelo se basa en que el doliente llegue a aceptar de forma realista la pérdida como algo natural, que pueda reintegrarse en su vida familiar y social, que exista un adecuado apoyo de familiares y amigos que acompañen durante el proceso y en lo que será la vida a partir de esta pérdida, mejorar el nivel de desesperanza y permitir al doliente una vivencia personal de la pena y de la expresión emocional de esa pena.

El tratamiento farmacológico se instaurará cuando sea necesario. Los *ansiolíticos* e *hipnóticos* pueden ser útiles un período corto de tiempo, con unos objetivos claros y específicos. La base del tratamiento no está en sedar al doliente, sino en escucharle, acompañarle y dejar que acepte progresivamente su nueva situación y su integración en la vida cotidiana sin la persona fallecida.

¿CÓMO PODEMOS SABER SI LA PERSONA EN DUELO NECESITA AYUDA PROFESIONAL?

Distinguimos varias situaciones en las que el doliente va a necesitar ayuda profesional:

- Cuando él mismo solicite ayuda.
- Cuando el médico valore que la necesita.
- Cuando existan varios factores de riesgo asociados que orienten a la posibilidad de una evolución no adecuada.
- Cuando el duelo se complica.

¿CUÁLES SON LOS FACTORES DE RIESGO DE UN DUELO COMPLICADO O PATOLÓGICO?

El duelo siempre va a asociado a múltiples circunstancias que lo rodean: la causa de la muerte, el entorno, la relación de los dolientes con el fallecido, la personalidad del doliente, el ambiente social y familiar, la estabilidad emocional y psíquica de las personas en duelo, etc. Estas circunstancias pueden considerarse normales si en sí mismas no añaden más riesgo a las propias del duelo, o patológicas, si lo complican.

Se considera factores *predictores de riesgo* de mala evolución a los siguientes:

- Muertes repentinas, inesperadas, traumáticas (accidentes de tráfico, asesinatos, suicidios).
- Pérdidas múltiples (varios miembros de una familia), pérdidas inciertas (el cadáver no aparece).
- Muerte de un niño, adolescente, en especial si se ha producido de forma cruenta.
- Que el doliente sea un niño o un anciano.
- Muerte tras una larga y penosa enfermedad terminal.
- Doliente demasiado dependiente del fallecido.
- Historia previa de duelos complicados.
- Presencia de enfermedad psiquiátrica de base o de depresión.
- Problemas económicos, soledad, pocos recursos personales y escasos vínculos sociales (pocos amigos, ausencia de empleo, ausencia de aficiones).
- Poco apoyo social, familiar o religioso.

¿CUÁLES SON LOS CRITERIOS DE DUELO COMPLICADO?

Para saber si nos encontramos ante un duelo complicado nos sirven de ayuda los *Criterios de Duelo Complicado de* Prigerson Jacobs.

Los Criterios Revisados de Duelo Complicado de Prigerson & Jacobs (Landa Petralanda, V. y García-García, J. Mayo 2002) son:

CRITERIO A

- Haberse producido la muerte de alguien significativo para esa persona.
- Estrés por la separación del ser querido que conlleva la muerte. Presentar cada día o en grado acusado por lo menos 3 de los 4 síntomas siguientes:

  —Pensamientos intrusos (que entran en la mente sin control) acerca del fallecido.

  —Añoranza del fallecido (recordar con pena su ausencia).

  —Búsqueda del fallecido, aun sabiendo que está muerto.

  —Soledad como resultado del fallecimiento.

CRITERIO B

Estrés por el trauma psíquico que supone la muerte. Presentar, como consecuencia del fallecimiento, por lo menos cada día o en grado acusado, 4 de los 8 síntomas siguientes:

- Falta de metas y/o sentimientos de inutilidad con respecto al futuro.
- Sensación subjetiva (por la propia persona) de frialdad, indiferencia y/o ausencia de respuesta emocional.
- Dificultades en aceptar la muerte (no terminar de creérselo...).
- Sentir la vida vacía y/o sin sentido.
- Sentir que se ha muerto una parte de sí mismo.
- Tener hecho pedazos el modo de ver y entender el mundo (perder la sensación de seguridad, la confianza, el control...).
- Asumir síntomas y/o conductas perjudiciales del fallecido o relacionadas con él.
- Excesiva irritabilidad, amargura y/o enfado en relación a la muerte.

CRITERIO C

La duración del trastorno (de los síntomas del criterio B) es de al menos 6 meses.

CRITERIO D

El trastorno causa un importante deterioro de la vida social, laboral u otras actividades significativas de la persona en duelo.

EL SUICIDIO

Así fue como finalmente me rescataron: porque los dos salieron a buscarme. (...)

En cierto sentido, eso altera la realidad de lo que experimenté. Yo había saltado desde el borde del acantilado y justo cuando estaba a punto de dar contra el fondo, ocurrió un hecho extraordinario: me enteré de que había gente que me quería.

Que le quieran a uno de ese modo lo cambia todo. No disminuye el terror de la caída, pero te da una nueva perspectiva de lo que significa ese terror.

Yo había saltado desde el borde y entonces, en el último instante, algo me cogió en el aire. Ese algo es lo que defino como amor. Es la única cosa que puede detener la caída de un hombre.

Paul Auster, *El Palacio de la Luna.*

¿QUÉ ES EL SUICIDIO?

El *suicidio* se define como «el acto de matarse de un modo consciente y considerando a la muerte como un medio o como un fin» (Deshaies). Según E. Durkheim, suicidio es «todo caso de muerte que resulte directa o indirectamente de un acto ejecutado por la propia víctima a sabiendas de que tal era el resultado que se produciría.»

La definición de la OMS (Organización Mundial de la Salud) propuso el término *acto suicida* para referirse a «todo hecho por el que un individuo se causa a sí mismo una lesión, cualquiera que sea el grado de intención letal y del conocimiento del verdadero móvil».

¿POR QUÉ HABLAMOS AQUÍ DEL SUICIDIO?

En general se atribuyen al suicidio entre el 0,5-1 por 100 de las muertes. La enfermedad psiquiátrica es el factor de riesgo más importante para el suicidio. Aproximadamente el 90-95 por 100 de los suicidios se produce en personas con enfermedad psiquiátrica. De este porcentaje el 80 por 100 son sujetos que padecen una enfermedad depresiva, en cualquiera de sus formas.

GENERALIDADES SOBRE EL SUICIDIO

- La palabra suicidio proviene del latín *sui* (a sí mismo) y *caedere* (matar).
- Se entiende por *suicidio* toda conducta consciente que está encaminada a la autodestrucción del propio individuo ya sea por acción o por omisión.
- El suicidio es una de las principales causas de muerte en el mundo occidental (entre la novena y la décimo primera) ya que el 1 por 100 de las muertes son causadas por ello.
- Se producen hasta un millón de muertes al año.
- En España el número de muertes por suicidio está alrededor de 11 muertes cada 100.000 habitantes por año.
- En jóvenes (15-24 años) es la segunda causa de muerte después de los accidentes.
- Aproximadamente un 7 por 100 de los jóvenes tendrán un intento de suicidio antes de los 25 años.
- En general, *los intentos de suicidio* son más frecuentes en la primera mitad de la vida, mientras que *los suicidios consumados* lo son en la segunda mitad.

¿POR QUÉ ES TAN IMPORTANTE HABLAR DEL SUICIDIO?

- Mil personas mueren al día por suicidio en el mundo.
- El suicidio ocupa el décimo lugar entre las causas de muerte en adultos, y el segundo-tercero en jóvenes, después de los accidentes y las neoplasias.
- Por cada *suicidio consumado* existen 10 intentos.
- Dos tercios de todos los suicidios son por enfermedades afectivas, sobre todo depresiones.
- Se da más en adolescentes y ancianos.
- El 50 por 100 de los *intentos* de suicidio los realizan personas de menos de 30 años.
- Las mujeres lo intentan más que los hombres, pero los hombres lo consuman más que ellas.
- Lo intentan más los que viven en grandes ciudades, de clases sociales más altas, los viudos y las personas solitarias.
- Más en desempleados.
- Más en alcohólicos.
- Más en conflictos bélicos (por problemas derivados del honor) y en el fanatismo político-religioso.

¿CUÁLES SON LOS FACTORES DE RIESGO DE SUICIDIO?

Es muy importante conocer los factores de riesgo de suicidio para poder detectar de forma precoz esta conducta y poder prevenirla.

Los principales factores de riesgo son:

INTENTO PREVIO DE SUICIDIO

El intento de suicidio es uno de los principales factores ya que aparece en el 50 por 100 de los casos aproximadamente. Esto quiere decir que de cada 100 individuos que planean un suicidio y no lo consiguen, aproximadamente la mitad ya lo había intentado previamente.

Los intentos de suicidio son hasta 25 veces más frecuentes que los suicidios consumados.

El 20-25 por 100 de los pacientes con intentos de suicidio previos habían sido atendidos por autolesiones en algún hospital durante el año previo.

Esto tiene una trascendencia muy importante porque entre estos individuos que lo han intentado al menos una vez, el 10 por 100 llegará a consumarlo en los siguientes 10 años, siendo el primer año el de más riesgo.

Este factor va siendo más importante según aumenta la edad, siendo mayor en ancianos con tentativas previas. La mortalidad global de las tentativas en los pacientes mayores de 60 años es 20 veces superior a la que se produce en los menores de 25 años. En pacientes de más 60 años se produce un fallecimiento cada dos tentativas.

Sufrieron tentativas previas de suicidio:

- El 40 por 100 de los depresivos.
- El 70 por 100 de los trastornos de personalidad.
- El 80 por 100 de los drogodependientes.
- El 60 por 100 de los esquizofrénicos.

IDEACIÓN SUICIDA

La mayoría de los suicidas comunican en las semanas previas al intento suicida sus ideas de acabar con su vida, de no querer seguir viviendo, de morir de repente o dormirse y no despertar más... Suelen comentarlo con algún familiar o amigo más íntimo y hasta el 50 por 100 de ellos lo comenta con su médico de atención primaria.

TRASTORNO PSIQUIÁTRICO ASOCIADO

El 90 por 100 de los suicidios consumados presentan un trastorno psiquiátrico de base. Los más frecuentes son:

- *El trastorno por abuso y dependencia de alcohol* (15-25 por 100).

  La depresión unida al alcoholismo alcanza el 70 por 100 de los suicidios.

- *Trastornos depresivos* (50 por 100).

  Son la causa más frecuente y el factor de riesgo más importante. Más de la mitad de los primeros intentos de suicidio se han relacionado con un trastorno adaptativo en una depresión. Si el paciente padece una depresión mayor el 15 por 100 morirá por suicidio.

  De los suicidas con depresión que estaban siendo tratados de su depresión en el momento del suicidio el 70 por 100 no estaba recibiendo la dosis adecuada.

  Los depresivos con sentimientos de culpa, de inutilidad, de ser un estorbo, con gran sensación de ansiedad, con hipocondría severa, alteraciones graves del sueño, con gran inquietud motora y anestesia afectiva presentan más riesgo. De éstos, más aún los que lo intentaron previamente y los que estaban más preocupados por el tema de la muerte y lo expresaron verbalmente.

- *Otros,* como la esquizofrenia y los trastornos de personalidad.

  Un 20-40 por 100 de los esquizofrénicos realizan intentos de suicidio graves y lo consuman un 9-13 por 100 de ellos. El caso típico: varón joven, desempleado, con grandes expectativas de vida y de trabajo y que es consciente de lo que la enfermedad puede hacer sobre ellas. Se suele dar en un brote de la enfermedad.

  Los trastornos de personalidad aparecen en un 10 por 100 de la población general. Es un factor muy importante en los intentos de suicidio y en los suicidios consumados, sobre todo en jóvenes. Se asocia a la conducta suicida los jóvenes con baja tolerancia a la frustración, impulsivos, agresivos, impacientes, suspicaces, ansiosos, etc.

¿QUÉ NOS TENEMOS QUE PLANTEAR ANTE UN PACIENTE QUE HA SUFRIDO UNA TENTATIVA DE SUICIDIO?

- El 10 por 100 tiene un nuevo intento a las pocas horas.
- El 10 por 100 tiene un nuevo intento en esa semana.
- El 20 por 100 tiene un nuevo intento unos meses más tarde.
- El 20 por 100 tiene un nuevo intento años más tarde.
- El 30 por 100 tuvo un intento previo el mes anterior.
- El 40 por 100 tuvo un intento previo el año anterior.
- El 50 por 100 de los intentos había consultado con el médico para pedir tratamiento.

- El 40-50 por 100 de los suicidios consumados lo había intentado antes.
- Los métodos varían según la edad, la causa y la severidad de la causa.
- Es frecuente la enfermedad depresiva de base.
- El 15 por 100 de los depresivos lo intentan.
- El depresivo lo hace por sentimientos de culpa, de inutilidad, de ser un estorbo, etc.
- Es frecuente un estrés mantenido, cualquiera que sea el tipo.
- Es frecuente en personas con carácter irritable.
- El 40 por 100 de los ingresos hospitalarios por intentos de suicidio tiene antecedentes familiares de suicidio.

¿QUÉ VARIABLES SE RELACIONAN CON EL SUICIDIO?

Las variables que se relacionan con el suicidio y que parecen poseer una relación directa con él son:

- *Estado civil:* por orden de mayor a menor riesgo: viudo-divorciado-separado-soltero.
- *Sexo:* las mujeres realizan más tentativas de suicidio (lo intentan de 3 a 4 veces más que los hombres), pero los hombres lo consuman hasta 3 veces más.
- *Edad avanzada.*
- *Sin hijos.*
- Reacciones de *duelo*: muerte reciente de un ser querido.
- *Raza blanca.*
- Residentes en *grandes ciudades*, con alta densidad de población.
- Es más frecuente en los *extremos de la escala social* (excesivamente alto y bajo) y en los cambios bruscos de *status*, tanto a la alza como a la baja.
- Crisis económica, *desempleo, estrés laboral* mantenido.
- *Aislamiento social y emocional.*
- Enfermedades mentales, sobre todo la *depresión*.
- *Enfermedades* físicas *terminales* o incurables.
- Deformidades físicas, *incapacidades funcionales severas.*
- *Dolores crónicos.*
- *Intentos de suicidio previos.*
- Abuso de *drogas* y *alcohol.*
- Antecedentes de *suicidio* en la *familia.*
- *Ausencia* de *creencias religiosas.*
- Ancianos que son conscientes de una pérdida cognitiva progresiva e irreversible.

¿EXISTEN FACTORES QUE PRECIPITAN O PROVOCAN LOS INTENTOS DE SUICIDIO?

- *Factores específicos de la juventud*: embarazo no deseado, ausencia de apoyo familiar, problemas escolares, la homosexualidad.
- En los *jóvenes* se asocia a: trastorno mental (90 por 100), historia familiar de suicidio, problemas sentimentales, ambiente familiar roto, nivel económico bajo, problemas de adaptación social y escolar.
- En *ancianos*: aislamiento social, enfermedades, jubilación, duelo, escaso acceso a los servicios de salud, soledad.
- *Estructura familiar*: se ha visto un aumento de los intentos de suicidio en familias desintegradas, con padres separados o que convivan juntos pero en continua disputa.
- La *emigración*, unida al desarraigo y al aislamiento aumentan el riesgo, que disminuye si se emigra con toda la familia.
- Más frecuente en *divorciados* y *viudos*, sobre todo varones, y si es el primer año tras la muerte del cónyuge.
- *Profesión*: la Medicina y los profesionales sanitarios, dentistas, etc. por la responsabilidad, el estrés laboral, el acceso a fármacos, la competitividad, etc. Y en otras profesiones como artistas, escritores, policías, militares, etc.
- *Orientación sexual*: los homosexuales parecen tener un mayor riesgo suicida, con un número de tentativas de 5 a 10 veces superior a la población general.
- *Enfermedades físicas*: sobre todo las crónicas, terminales o incapacitantes, y las que se acompañan de dolores que no responden a tratamiento.
- *Soledad, abandono.*
- *Tedio y nihilismo existencial,* modas, *contestación social.*

¿EXISTEN FACTORES QUE PROTEGEN O PREVIENEN?

Los factores que parecen tener un efecto beneficioso de protección frente a las conductas suicidas o servir de «freno» de ellas son:

- Matrimonio.
- Creencias religiosas: es un factor protector, sobre todo la religión católica.
- Gran número de hijos. Hijos pequeños que dependan de nosotros.
- Ausencia de depresión, de abuso de sustancias u otro tipo de enfermedad psiquiátrica.

- Vivir cerca de servicios médicos o de salud mental.
- Capacidad para resolver problemas y superar las situaciones difíciles.
- Habitar en zonas de baja densidad de población, áreas rurales.

¿QUÉ SON LOS PARASUICIDIOS?

Se entiende por *parasuicidio* toda conducta cuya intención no es acabar con la propia vida, aunque en ocasiones sí suceda, sino que son llamadas de atención y, de alguna forma, de *chantaje emocional*. Se suelen dar en la adolescencia, en personas inmaduras como forma de reacción ante un conflicto.

Estos parasuicidas utilizan métodos de bajo potencial letal como ingesta de fármacos a dosis insuficientes o sección de las venas de las muñecas.

Es importante no menospreciar estos gestos por muy banales que parezcan porque pueden esconder un trastorno psiquiátrico de mayor índole.

¿CUÁLES SON LAS DIFERENCIAS ENTRE TENTATIVAS DE SUICIDIO Y SUICIDIO CONSUMADO?

- **Suicidio consumado:** resultado *mortal*. Conocimiento de que la acción iniciada tiene como objetivo la muerte.
- **Tentativa de suicidio:** resultado no mortal. Conocimiento de que la acción iniciada tiene como objetivo la muerte (deliberado o intencionado) y ésta se hubiera producido de no haber sido, por ejemplo, por fallo del método, por ser una dosis insuficiente de fármacos, etc.

¿CUÁLES SON LAS DIFERENCIAS ENTRE LOS INDIVIDUOS QUE INTENTAN SUICIDARSE (INTENTO DE SUICIDIO) Y LOS QUE LO CONSIGUEN (SUICIDIO CONSUMADO)?

	Suicidio consumado	*Tentativa de suicidio*
Sexo	Varón	Mujer
Edad	más de 45 años.	menos de 35 años.
Estado civil	Divorciado, viudo.	Casada, soltera.
Clase social	Alta.	Baja.
Situación laboral	Desempleado, jubilado.	Ama de casa, desempleo.
Situación social	Desamparo, desarraigo.	Igual.
Enfermedad crónica	Sí.	No.

Tentativas de suicidio previas	Premeditadas, alta repercusión letal.	Impulsivas, no letales.
Método	Violento:	Intoxicación medica-
	—Ahorcamiento (40 por 100).	mentosa (85-90 por 100).
	—Intoxicación (14 por 100).	

¿CUÁLES SON LOS MÉTODOS MÁS USADOS?

Hay múltiples métodos empleados para ello, pero el más frecuente y con diferencia es la *ingesta de tóxicos y cáusticos*, que es el método utilizado en la mayoría de los casos.

En la ingesta de tóxicos, por orden de frecuencia, se encuentran: las benzodiacepinas, los antidepresivos, analgésicos, fármacos más alcohol, lejía, matarratas, etc.

Otros más violentos pero menos comunes como las precipitaciones, armas de fuego, heridas con elementos cortantes, ahorcamientos, atropellamientos (coches, trenes...), quemaduras, autolesiones, asfixia por gas, inmersión en agua, etc.

¿QUÉ ES LA INTOXICACIÓN AUTOLÍTICA?

Es la ingesta excesiva de tóxicos (fármacos o tóxicos) con fines suicidas. Este tipo de método es el más frecuente.

¿Cuál es el perfil de paciente que emplea este método?

- Mujeres.
- Jóvenes.
- Solteras.
- Amas de casa, estudiantes, profesiones libres.
- Durante el día.
- Asociado a alcohol y consumo de psicofármacos.
- 20-30 por 100 reincidentes de intentos previos.
- Más con benzodiacepinas, antidepresivos y analgésicos.
- Ingesta de fármacos por vía oral.
- En dos tercios de los casos la intoxicación es leve.
- En el tercio restante se produce un estado de coma o muerte.
- Mayor número de depresión en las mujeres.
- Desencadenados por conflictos en pacientes con enfermedad mental (depresión) de base.

¿QUÉ SON LOS EQUIVALENTES SUICIDAS?

Son conductas cuya finalidad psicológica única y común es *jugar con la muerte*.

Estas conductas se manifiestan de las siguientes maneras: rechazo alimentario, toxicomanías graves, autolesiones y automutilaciones, rechazo al tratamiento en enfermedades crónicas (diabetes, hipertensión arterial, asma, cáncer, etc.), deportes de riesgo extremo, consumo de drogas y pastillas de diseño, determinadas formas de conducir (imprudencias graves, conductores kamikazes), etc.

IDEAS FALSAS SOBRE EL SUICIDIO. TÓPICOS. PREJUICIOS QUE DEBEMOS EVITAR.

- **Los que hablan de suicidio nunca lo intentan.** *Falso.*
  Aproximadamente el 75 por 100 de las personas que consuman el suicidio ya lo habían intentado previamente. Según estudios, hasta 8 de cada 10 pacientes habían hablado de ello, y la mitad había consultado con su médico de atención primaria.
- **No se puede luchar contra el deseo de la muerte.** *Falso.*
  No importa lo decidido que esté el paciente a morirse, generalmente siempre le queda cierto deseo de seguir viviendo. Estos sentimientos positivos pueden ser reforzados para reconducir al paciente a una visión más positiva del futuro.

  En algunas situaciones el suicidio o la intencionalidad suicida se presenta como una acción racional en un individuo cuya salud mental es perfecta. Incluso en estos casos en los que parece que la actitud suicida es racional si le damos tiempo e información suficiente al paciente puede que cambie de idea. Por ejemplo, ante un paciente de cáncer con mucho dolor derivado de su patología, si le tratamos ese dolor y mitigamos el sufrimiento puede modificar su actitud.
- **El paciente tiene derecho a elegir si quiere morir o vivir.** *Falso.*
  El suicidio no es un acto de libertad humana, pues se acompaña de un estado de *ambivalencia* afectiva: de un lado, la lucha entre la angustia ante la situación en la que se halla y la inaceptación de la misma, y, de otro, el deseo de morir para escapar de la situación angustiosa; y de un *estrechamiento* psicológico de la conciencia, que les impide tener una visión más amplia y objetiva de lo que les sucede.

  Los médicos tienen la responsabilidad legal de proteger a los pacientes suicidas, incluso con la hospitalización contra la voluntad del paciente cuando sea necesario.

- **El suicidio no puede ser prevenido, pues se produce por impulso.** *Falso.*

  La mayoría de los psiquiatras está de acuerdo en que la decisión del paciente de quitarse la vida ha sido considerada, pensada y elaborada durante bastante tiempo antes del acto, y que los pacientes lo han ido avisando y dejando pistas.

  Una excepción a esto son las pérdidas afectivas repentinas y los estados de alcoholismo.

  Cuanto más detallado y planificado sea el acto suicida, mayor será el potencial letal del mismo.

- **Sólo los psiquiatras pueden prevenirlo.** *Falso.*

  No es necesario ser psiquiatra para identificar la intencionalidad suicida de un paciente, por lo que, a la hora de reconocer el riesgo, cobran gran importancia los médicos de atención primaria y la familia del paciente. Ésta debe pedir ayuda médica ante la sospecha del riesgo y de la intencionalidad suicida de su familiar.

- **La tendencia al suicidio es hereditaria.** *Falso.*

  No existen evidencias científicas que permitan afirmar que la tendencia al suicidio tiene un componente genético o predisposición genética a padecer determinadas enfermedades mentales que puedan inducir al suicidio. Pero la historia familiar de suicidio y de enfermedad mental tienen mucho peso en este tipo de pacientes. En algunos estudios se ha observado que existe una mayor incidencia de suicidios entre los miembros de una misma familia; sin embargo, las razones pueden estribar más en factores ambientales que en factores genéticos y hereditarios.

- **Lo hacen para pasar factura a los demás.** *Falso.*

  No siempre el enfermo se sirve del suicidio para culpar o castigar a los demás por su situación. Normalmente pretenden más bien pasarse factura a sí mismos por la sensación de culpa, de angustia, de no encontrar salida, o como expresión de una disminución de la capacidad de resistencia ante el sufrimiento, etc.

- **El suicidio se comete sin previo aviso.** *Falso.*

  Los *parasuicidas* suelen dar muchas pistas y avisos de sus intenciones, lo cual resulta clave para ayudar a prevenirlo.

- **La mejoría del cuadro hace desaparecer el riesgo.** *Falso.*

  Casi la mitad de las personas que alguna vez intentaron suicidarse, con posterioridad acabaron suicidándose, normalmente dentro de los 90 primeros días tras la crisis emocional y cuando parecía que se estaban recuperando.

- **Todos los suicidas son personas dementes o *locas*.** *Falso.*

La mayoría de las personas que atentan contra su vida son personas atormentadas, que padecen algún tipo de trastorno de la personalidad o sufren momentos de gran angustia vital, pero no son dementes.

- **Se da más entre ricos que entre pobres.** *Falso.*

Se ha visto que la conducta suicida es más frecuente en ambos extremos de la escala social y en los cambios bruscos de *status,* tanto a la alza como a la baja.

- **Hablar del suicidio al que lo ha intentado facilita su repetición.** *Falso.*

La comunicación, el diálogo, asumir el acto que se ha llevado a cabo y la aceptación de lo que significa son factores que contribuyen a que la persona se sienta atendida y aceptada en esta fase, y pueden favorecer que el paciente hable de sus problemas de forma abierta y serena y ser un gran alivio para el paciente y logre aclarar sus ideas.

- **Sólo lo hacen para llamar la atención pero no desean morirse. Quieren hacer *chantaje emocional* de forma agresiva.** *Falso.*

No siempre. La mayoría de los intentos de suicidio serios tienen como finalidad la muerte. Los *parasuicidios* son conductas cuya intención no es acabar con la propia vida sino que pretenden llamar la atención de las personas que rodean al paciente y realizar un *chantaje emocional.* Este tipo de conductas, que en ocasiones desgraciadamente sí pueden llegar a producir la muerte, suelen darse en la adolescencia o en personas adultas pero intelectual o emocionalmente inmaduras, como forma de reacción ante un conflicto.

- **Después de la tentativa el individuo aclara su intencionalidad y disminuye el riesgo de recaída.** *Falso.*

En conversaciones con los médicos que atienden al paciente después de la tentativa de suicidio, se observa cómo el individuo a veces minimiza la importancia del acto, o evita hablar de ello, o responde con ambigüedad.

- **Los suicidios siempre están relacionados con la depresión. Depresión y suicidio son sinónimos.** *Falso.*

Depresión y suicidio no son sinónimos, aunque la depresión es un factor de riesgo importante. Muchos suicidios se llevan a cabo en estados de ansiedad, brotes de enfermedad mentales o situaciones de gran angustia y desesperanza.

- **Las amenazas o chantajes no terminan en suicidio.** *Falso.*

El suicidio sucede muchas veces por un error de cálculo, por el fallo del método elegido, etc.

VALORACIÓN DEL RIESGO SUICIDA

En el siguiente esquema simplificamos la valoración de dicho riesgo:

VALORACIÓN DEL RIESGO SUICIDA

Presencia de síntomas depresivos

Factores de riesgo   Sentimientos intensos
                                    (de desesperanza, de suicidio
                                            inutilidad o impotencia)

EXPLORAR SIEMPRE IDEACIÓN SUICIDA

Ideas de muerte pasivas: Suicidio
                                                como solución

*«me gustaría
no despertarme más»*

                                         Preguntar:
Si no está contemplado   —Método específico
el suicidio con claridad: —Presencia de un plan
¿Existen «frenos» (hijos,   —Grado planificación
creencias religiosas, familia,   —Tentativas previas
apoyo objetivo)?   —Accesibilidad a medios suicidas
Valorar consumo de sustancias   —Entrevista a familiares: psicoactivas
                                         —Reevaluar ideas suicidas
   (desinhiben   —Objetivar el apoyo
la conducta)

¿SE PUEDEN TRATAR LAS CONDUCTAS SUICIDAS DE FORMA AMBULATORIA?

De forma general, todo paciente con riesgo suicida o que haya realizado un intento de suicidio debe ser valorado por un psiquiatra.

Las indicaciones del manejo ambulatorio de forma resumida son:

- Ausencia de un plan suicida concreto.
- Ausencia de enfermedad psiquiátrica relevante.
- Bajo grado de ansiedad.
- Apoyo familiar y social adecuado.
- Aceptación por el propio paciente del tratamiento ambulatorio.

- Compromiso del *no suicidio*: se trata de un acuerdo médico-paciente por el cual el paciente se compromete a no realizar ninguna conducta suicida y avisar al médico o a algún familiar o allegado cuando comience a presentar pensamientos a deseos suicidas. Es importante conocer si el sujeto puede prometer y cumplir que controlará su conducta y sus impulsos suicidas.

Es importante que la familia controle al paciente, que supervise la medicación, que retire del alcance del paciente objetos con potencial letal como armas de fuego, armas blancas y fármacos (el 70 por 100 de las intoxicaciones agudas voluntarias con fines autolíticos por ingesta de fármacos se llevan a cabo usando la medicación prescrita por el médico).

¿QUÉ SON LAS ESCALAS DE IDEACIÓN SUICIDA?

Cuando el paciente presenta cualquier tipo de intencionalidad suicida es muy importante detectar la presencia de datos que sugieran la proximidad de una ideación suicida con el fin evitar que se cometa el acto suicida.

En este punto se le da mucha importancia al *autoinforme del paciente* y *de sus allegados* y/o personas significativas. En este *autoinforme* el paciente describe abiertamente sus preocupaciones, sus miedos, su malestar, etc. y permite al profesional sanitario, médico de atención primaria o psiquiatra, valorar los factores de riesgo individuales, los síntomas de alarma, de patología psiquiátrica añadida, de presencia de una ideación esporádica o persistente, de su capacidad de integración y de recursos familiares y sociales, la presencia de problemas reales no resueltos que preocupen al paciente, tanto recientes como antiguos, etc.

Hay que estar muy atento a las expresiones verbales, tanto directas como indirectas, que reflejen una pérdida del interés por la vida y por seguir viviendo. Estas expresiones son muy importantes por el contexto en el que nos movemos y por la repercusión que pueden tener en un relativo corto plazo de tiempo. Ejemplos de esto son las expresiones: «sólo tengo ganas de cerrar los ojos y no abrirlos más», «esto no va a mejorar nunca, no tiene arreglo», «me gustaría terminar con todo de una vez», «probablemente ya no volveremos a vernos», «la vida no merece la pena», etc.

Si el paciente no colabora o no expresa abiertamente este tipo de ideas se puede identificar este tipo de ideación suicida con la ayuda de unas escalas. Las más usadas son: la *escala de riesgo suicida de Plutchik* y la *escala de intencionalidad suicida de Beck*. Estas escalas informan sobre la intencionalidad suicida y sobre el grado de pesimismo y desesperanza.

ESCALAS DE RIESGO SUICIDA

ESCALA DE RIESGO SUICIDA DE PLUTCHIK (RISK OF SUICIDE SCALE, RS)

Esta escala está diseñada para evaluar el riesgo suicida. Permite diferenciar entre individuos sanos y pacientes con tentativas de suicidio o con antecedentes de ellas.

Se trata de una escala autoaplicada por el propio paciente. Consta de 15 ítems a los que el individuo debe responder «sí» o «no». Cada ítem examina cuestiones relacionadas con intentos autolíticos previos, la intencionalidad suicida actual, sentimientos de depresión y desesperanza, y otros aspectos relacionados con tentativas.

Cada respuesta afirmativa vale 1 punto y cada respuesta negativa 0 puntos. La puntuación total se obtiene sumando la puntuación en cada uno de los apartados. La puntuación total oscila entre 0 y 15 puntos. Por consenso se propone un punto de corte de 6.

Escala de Riesgo Suicida de Plutchik (RS)

Instrucciones: las siguientes preguntas tratan sobre cosas que usted ha sentido o hecho. Por favor, conteste cada pregunta simplemente con un «sí» o «no».

1. ¿Toma de forma habitual algún medicamento como aspirinas o pastillas para dormir?   Sí No
2. ¿Tiene dificultades para conciliar el sueño?   Sí No
3. ¿A veces nota que podría perder el control sobre sí mismo(a)   Sí No
4. ¿Tiene poco interés en relacionarse con la gente?   Sí No
5. ¿Ve su futuro con más pesimismo que optimismo?   Sí No
6. ¿Se ha sentido alguna vez inútil o inservible?   Sí No
7. ¿Ve su futuro sin ninguna esperanza?   Sí No
8. ¿Se ha sentido alguna vez tan fracasado(a) que sólo quería meterse en la cama y abandonarlo todo?   Sí No
9. ¿Está deprimido(a) ahora?   Sí No
10. ¿Está usted separado(a), divorciado(a) o viudo(a)?   Sí No
11. ¿Sabe si alguien de su familia ha intentado suicidarse alguna vez?   Sí No

12. ¿Alguna vez se ha sentido tan enfadado(a)
    que habría sido capaz de matar a alguien?   Sí   No
13. ¿Ha pensado alguna vez en suicidarse?   Sí   No
14. ¿Le ha comentado a alguien, en alguna ocasión,
    que quería suicidarse?   Sí   No
15. ¿Ha intentado alguna vez quitarse la vida?   Sí   No

ESCALA DE INTENCIONALIDAD SUICIDA DE BECK (SUICIDE INTENT SCALE, SIS)

Esta escala se diseñó para ser usada en personas que habían sufrido una tentativa de suicidio. Valora algunas características de la tentativa como las circunstancias en las que se llevó a cabo, la actitud hacia la vida y la muerte, pensamientos y conductas antes, durante y después de la tentativa y el consumo de alcohol y sustancias en relación a ella.

Esta escala la aplica el profesional y no el propio paciente. Valora la gravedad de la tentativa.

Consta de 20 ítems que se puntúan en una escala de 0 a 3 puntos. La puntuación total se obtiene sumando las puntuaciones obtenidas de los ítems 1 a 15 (los últimos 5 no puntúan). No existen puntos de corte propuestos. A mayor puntuación, mayor gravedad.

Consta de 3 partes diferenciadas:

- *Circunstancias objetivas:* incluye los ítems del 1 al 8 y evalúa las circunstancias relacionadas con la tentativa de suicidio: si dejó notas, si avisó a alguien, si tomó precauciones para no ser descubierto...
- *Circunstancias subjetivas:* incluye los ítems 9 al 15 y valora las expectativas durante la tentativa de suicidio: cuál era el propósito real, posibilidades reales de morir, gravedad del intento...
- *Otros aspectos*: del 16 al 20. Se evalúan aspectos como la reacción ante el intento, consumo de alcohol y drogas, número de intentos previos...

Escala de Intencionalidad Suicida de Beck (SIS)

CIRCUNSTANCIAS OBJETIVAS
1. **Aislamiento**
   0. Alguien presente.
   1. Alguien próximo o en contacto visual o verbal (p. ej., teléfono).
   2. Nadie cerca o en contacto.

2. **Medición del tiempo**
   0. La intervención es muy probable.
   1. La intervención es poco probable.
   2. La intervención es altamente improbable.

3. **Precauciones tomadas contra el descubrimiento y/o la intervención de otras personas**
   0. Ninguna.
   1. Toma precauciones pasivas (p. ej., evita a los otros pero no hace nada para prevenir su intervención, está solo(a) en la habitación pero con la puerta sin cerrar...).
   2. Toma precauciones activas (p. ej. cerrando la puerta...).

4. **Actuación para conseguir ayuda durante o después del intento**
   0. Avisó a alguien que potencialmente podía prestarle ayuda.
   1. Colaborador potencial contactado pero no específicamente avisado.
   2. No contactó ni avisó a nadie.

5. **Actos finales en anticipación de la muerte (legado, testamento, seguro...)**
   0. Ninguno.
   1. Preparación parcial, evidencia de alguna preparación o planificación para la tentativa.
   2. Hizo planes definitivos o terminó los arreglos finales.

6. **Preparación activa del intento**
   0. Ninguna.
   1. Mínima o moderada.
   2. Importante.

7. **Nota suicida**
   0. Ninguna.
   1. Nota escrita pero rota, no terminada, pensó escribirla...
   2. Presencia de nota.

8. **Comunicación verbal (ideas, preocupaciones o planes suicidas)**
   0. Sin comunicación verbal.
   1. Comunicación ambigua (p. ej., «estoy cansado de la vida», «pienso que estáis mejor sin mí», «nada tiene objeto»...).
   2. Comunicación no ambigua (p. ej., «quiero morir», «siento como si quisiera matarme», «tomar pastillas»).

AUTOINFORME

9. **Propósito supuesto del intento**
    0. Manipular a los otros, efectuar cambios en el entorno, conseguir atención, venganza.
    1. Componentes de 0 y 2.
    2. Escapar de la vida, buscar finalizar de forma absoluta, buscar solución irreversible a los problemas.

10. **Expectativas sobre la probabilidad de muerte**
    0. Pensó que era improbable.
    1. Posible pero no probable.
    2. Probable o cierta.

11. **Concepción de la letalidad del método**
    0. Hizo menos de lo que pensaba que sería letal.
    1. No estaba seguro si lo que hacía era letal.
    2. Igualó o excedió lo que pensaba que sería mortal.

12. **Seriedad del intento**
    0. No intentó seriamente poner fin a su vida.
    1. Inseguro.
    2. Intentó seriamente poner fin a su vida.

13. **Actitud hacia el vivir/morir**
    0. No quería morir.
    1. Componentes de 0 y 2.
    2. Quería morir.

14. **Concepción de la capacidad de salvamento médico**
    0. Pensó que la muerte sería improbable si recibía atención médica.
    1. No estaba seguro de si la muerte podía ser impedida por la atención médica.
    2. Seguro de morir aunque recibiese atención médica.

15. **Grado de premeditación**
    0. Ninguno, impulsivo.
    1. Suicidio contemplado 3 horas antes del intento.
    2. Suicidio contemplado más de 3 horas antes del intento.

OTROS ASPECTOS

16. **Reacción frente al intento**
    0. Arrepentido(a) de haber hecho el intento. Sentimientos de ridículo, vergüenza.

   1. Acepta tanto el intento como su fracaso.

   2. Rechaza el fracaso del intento.

17. Preconcepciones de la muerte
   0. Vida después de la muerte, reunión con fallecidos.
   1. Sueño interminable, oscuridad, final de las cosas.
   2. Sin concepciones de/o pensamientos sobre la muerte.

18. Número de intentos de suicidio previos
   0. Ninguno.
   1. De 1 a 2.
   2. Tres o más.

19. Relación entre ingesta de alcohol e intento
   0. Alguna ingesta previa pero sin relación con el intento, lo informado era insuficiente para deteriorar la capacidad de juicio, evaluando la realidad.
   1. Ingesta suficiente para deteriorar la capacidad de juicio, evaluando la realidad y disminuyendo la responsabilidad.
   2. Ingesta intencional de alcohol para facilitar llevar a cabo el intento.

20. Relación entre ingesta de drogas e intento (narcóticos, alucinógenos, etc.) cuando la droga no es el método utilizado para el intento
   0. Alguna ingesta previa pero sin relación con el intento, lo informado era insuficiente para deteriorar la capacidad de juicio, evaluando la realidad.
   1. Ingesta suficiente para deteriorar la capacidad de juicio, evaluando la realidad y disminuyendo la responsabilidad.
   2. Ingesta intencional de drogas para facilitar llevar a cabo el intento.

La valoración en gravedad del riesgo suicida puede ser:

- *Riesgo leve:* pensamientos pasivos de muerte o autolesión, tentativas previas.
- *Riesgo moderado:* pensamientos explícitos de suicidio sin planes concretos; ideas de hacerse daño con tentativas previas.
- *Riesgo alto:* planes específicos, con elaboración y accesibilidad a los métodos, intentos recientes, pensamientos suicidas en pacientes con antecedentes de tentativas previas.

Si al valorar la intencionalidad suicida con cualquiera de los métodos disponibles advertimos:

1. Un elevado grado de desesperanza.
2. La presencia de un *plan muy elaborado*: cómo, cuándo y dónde. Disponibilidad de medios.
3. Que la ideación suicida persista en el tiempo y que el paciente haya decidido suicidarse por encima de todo.
4. Que presente gran componente de *impulsividad*, de consumo y abuso de alcohol (el alcohol disminuye la capacidad de auto-control), situaciones sociales y familiares difíciles (soledad, marginación, desempleo, falta de expectativas de futuro, des-arraigo familiar, aislamiento social, ausencia de relaciones afec-tivas íntimas, etc.).
5. Datos que muestren una *anticipación de la muerte*: la realiza-ción de un testamento, de notas de despedida, etc.

Debemos valorar la intencionalidad suicida como *de alto riesgo*, y ser derivada para la evaluación inmediata por un equipo de psiquiatría.

¿CUÁNDO DEBEMOS DERIVAR A UN PACIENTE CON RIESGO DE SUICIDIO AL SERVICIO DE URGENCIAS PSIQUIÁTRICAS?

- A todo paciente con *riesgo alto:* planes de suicidio muy elaborados, con acceso fácil a los métodos suicidas; intentos graves recientes; y pensamientos suicidas con antecedentes personales de tentativas.
- Pacientes con *riesgo moderado:* pensamientos de muerte sin planes concretos, ideas de autolesiones con antecedentes previos. Pero sin factores de protección que sirvan de freno (matrimonio, apoyo fami-liar, creencias religiosas firmes, hijos, etc.) y con un acceso posible y fácil a medios suicidas.
- Pacientes con *riesgo moderado* asociado a abuso de sustancias que aumenten la impulsividad e impidan el autocontrol (alcohol).
- Gran desesperanza.
- Incapacidad del paciente para seguir y cumplir un tratamiento ambulatorio.
- Presencia de otras enfermedades médicas que hacen inseguro y erró-neo el seguimiento ambulatorio de los pacientes que presenten cual-quier tipo de riesgo.

¿CUÁLES SON LOS CRITERIOS DE INGRESO HOSPITALARIO?

La decisión de la hospitalización se basa principalmente en tres puntos concretos:

- *La intensidad de la intencionalidad suicida:* hace referencia a la existencia de una tentativa de suicidio seria, de un plan con clara finalidad letal y de una historia reciente de conductas autolíticas graves.
- *La capacidad de control interno por parte del paciente:* hace referencia a la existencia de una depresión grave, de un elevado grado de desesperanza, al aumento progresivo de la seriedad de los pensamientos suicidas, a la intención suicida clara y decidida, y a la presencia de enfermedad psiquiátrica grave (por ej. esquizofrenia).
- *La capacidad de control externo por parte de los familiares y allegados:* tanto para la vigilancia del paciente como para el control de la medicación.

RECOMENDACIONES PARA LA PREVENCIÓN DE LAS CONDUCTAS SUICIDAS

El suicidio es una causa importante de muerte que puede y debe ser prevenida; el *parasuicidio* es el factor de riesgo de suicidio que se identifica más claramente.

El principal factor de riesgo para el suicidio es la enfermedad psiquiátrica. La gran mayoría de los pacientes sufren *trastornos afectivos* (depresión hasta en el 70 por 100 de los suicidas), *abuso de alcohol* y drogas y *esquizofrenia*.

Las recomendaciones básicas para la prevención de las conductas suicidas se basan en asegurar el *bienestar emocional* y en identificar la *ideación suicida* en los pacientes con los siguientes factores de riesgo:

- Trastornos psiquiátricos de tipo afectivo (depresión), esquizofrenia o abuso de alcohol y drogas.
- Situaciones y acontecimientos vitales estresantes como el desempleo, el divorcio, la soledad, el diagnóstico de una enfermedad física grave, un duelo reciente, etc.
- Pacientes supervivientes de un intento suicida.
- Consumo de drogas.
- Pacientes que acuden a los servicios médicos consultando por ideación suicida.
- Pacientes que acuden a los servicios médicos consultando por otros motivos pero que admiten ideación suicida.
- Pacientes que, pese a negar una ideación suicida, muestran potencial suicida, etc.

Si los pacientes cumplen los criterios anteriores debemos tener en cuenta una serie de recomendaciones generales:

- Hablar abiertamente de las ideaciones suicidas. Inspirar confianza. No creer que hablar de ellas les puede incitar a repetirlas, ya que las ideas suicidas las presentaba el paciente de antemano y poder hablar abiertamente de algo que les asusta puede reconfortarles y hacerles sentirse entendidos y apoyados.
- No mantener una postura crítica o moralista. El potencial suicida necesita seguridad y comprensión.
- Tomar en serio todas las amenazas suicidas.
- No confiar en las mejorías súbitas e inesperadas. Una mejoría aparentemente inexplicable puede estar producida por la mejoría de la vitalidad del paciente cuyo tratamiento antidepresivo empieza a hacer efecto y ser el estímulo para cometer un suicidio grave del que antes no era capaz; o puede estar producida por el alivio que siente el paciente cuando ya ha decidido cómo y cuándo realizará el acto suicida.
- Si el paciente admite la ideación suicida, hablar con él respecto a los medios que va a emplear: acceso a armas de fuego, tener un plan concreto elaborado, etc. para poder derivarlos sin demora a los centros especializados de salud mental para tratamiento y donde se valorará la necesidad o no de ingreso.
- Insistir en la necesidad de abandono del hábito y consumo de alcohol y drogas.
- La familia debe estar informada en todo momento de las precauciones que debe tomar, principalmente sobre el acceso a armas letales y a la medicación de cualquier tipo. La familia tiene que mostrar disponibilidad para observar y proteger al paciente hasta que se produzca la mejoría.
- Tranquilizar e informar al paciente y a la familia de que esos sentimientos forman parte de la clínica de la depresión que padece el paciente y que se puede conseguir un pronóstico favorable con el tratamiento. Es fundamental aumentar la esperanza en la recuperación.
- Los fármacos ansiolíticos del tipo de las *benzodiacepinas,* de bajo potencial letal, son usados en la mayoría de los intentos autolíticos, por lo que deben ser guardadas por la familia para evitar un intento de suicidio, aunque éste sea meramente *manipulativo* o de *chantaje emocional,* por la repercusión social y familiar de cada uno de estos episodios.

- El médico de atención primaria puede derivar a un paciente al servicio de psiquiatría de urgencias cuando lo considere necesario para su manejo e ingreso hospitalario. No es imprescindible el paso por los servicios de salud mental ambulatorios cuando el riesgo de suicidio resulte grave e inminente.

EL SUICIDIO EN EL ANCIANO. ¿POR QUÉ ES IMPORTANTE HABLAR DEL SUICIDIO EN EL ANCIANO?

Todos los datos epidemiológicos referentes al suicidio indican que los factores de riesgo de suicidio consumado en la población general son dos fundamentalmente: sexo y edad.

Todos los datos indican que el mayor riesgo se da en población masculina, y que dicho riesgo se incrementa de manera importante según avanza la edad.

Dentro de la población general las tentativas de suicidio son más frecuentes en jóvenes y los suicidios consumados en ancianos.

Más del 90 por 100 de los suicidios se asocian a trastornos mentales de diferentes tipos, aunque los más frecuentes son los trastornos afectivos, principalmente la depresión, y el abuso de alcohol.

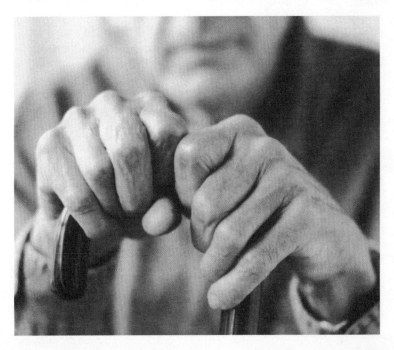

En diversos estudios realizados sobre el suicidio en la población anciana se ha comprobado que en el momento del suicidio alrededor del 85 por 100 de los ancianos suicidas padecían un trastorno afectivo de base, una depresión fundamentalmente.

Es importante destacar que otro de los factores de riesgo clave relacionado es el estado civil. Las conductas suicidas se dan más en individuos viudos y divorciados, que parece un factor relevante en este tipo de conductas, así como factor de riesgo fundamental para desencadenar trastornos afectivos tipo depresión o abuso de alcohol.

Los acontecimientos estresantes vitales de pérdida (de un ser querido, jubilación, de las capacidades mentales y físicas, etc.) que son un claro factor desencadenante de depresión son más frecuentes en este período de la vida, lo que puede condicionar la ideación y la consumación de una conducta suicida.

¿ES MÁS FRECUENTE EL SUICIDIO EN LOS PACIENTES CON INFECCIÓN POR VIH-SIDA?

Los individuos infectados por el VIH (*seropositivos*), en progresión a Sida o diagnosticados de Sida presentan de forma muy frecuente trastornos psicológicos similares a los pacientes diagnosticados de cáncer o que padezcan cualquier tipo de enfermedad terminal. Sin embargo, la frecuencia de aparición de trastornos mentales es superior.

En esto pueden influir los problemas relacionados con la juventud de los pacientes infectados, el impacto social, el miedo al contagio, el declive físico, el abuso de sustancias, que se trate de pacientes marginales, la afectación del sistema nervioso central por el virus de la inmunodeficiencia, los *trastornos de adaptación* o *las reacciones de estrés agudo* tras la notificación de la seropositividad, etc.

Algunos estudios han demostrado que los individuos con VIH tienen mayor probabilidad de suicidarse que la población general.

Parece que la presencia de ideación suicida en este tipo de pacientes está relacionada con la patología psiquiátrica previa de los individuos con situaciones de riesgo para contagiarse de la infección por VIH.

En estos pacientes, al igual que en el resto de la población general, la ideación suicida puede estar en relación con una enfermedad depresiva, pero también puede ser la expresión del paciente de tener el control último sobre su vida y poder decidir su muerte cuando los síntomas de la enfermedad se vuelvan intolerables para él. Esto se ha denominado «*suicidio racional*».

El *suicidio racional* se ha querido diferenciar de la acción suicida que un paciente lleva a cabo en el contexto de una situación de intenso estrés emocional. Pero el concepto es muy cuestionable, ya que consideramos que ningún suicidio es *racional*.

Con respecto a los pacientes terminales que se suicidan (incluidos los de Sida) se ha demostrado que la mayoría presentan síntomas de depresión clínica o una alteración de sus funciones cognitivas en el momento del acto suicida, lo que les impide tomar decisiones adecuadas.

¿CUÁLES SON LOS FACTORES QUE PUEDEN DESENCADENAR UNA CONDUCTA SUICIDA EN LOS VIH?

Identificar las circunstancias que pueden desencadenar este tipo de conductas es fundamental para tratar de prevenirlas.

Las situaciones de elevado riesgo suicida y que pueden precipitarlo son:

- El período de tiempo inmediatamente posterior a la notificación del diagnóstico.
- El impacto social y la *estigmatización* de la enfermedad en relación a los métodos clásicos de transmisión y contagio: la vía sexual (homosexuales, prostitutas) y la vía parenteral (drogas intravenosas).
- Pérdida del puesto de trabajo, dificultades financieras.
- Pérdida del apoyo y del soporte familiar.
- Pérdida de personas allegadas en relación a la sensación de discriminación y aislamiento por la enfermedad y a las muertes por Sida en compañeros.
- La amenaza de una enfermedad incurable y terminal que desencadenará la muerte de forma inexorable.
- El dolor, las deformidades físicas, la desfiguración que se presenta en ocasiones, la dependencia hacia los demás para la realización de las actividades básicas de la vida diaria que se pueden presentar en la evolución de la enfermedad.
- La presencia de enfermedades psiquiátricas concomitantes como la depresión, el abuso de alcohol y de drogas.
- Los síntomas depresivos que se asocian con frecuencia a una conducta autolítica son: sentimientos de culpa, ideas depresivas, alteraciones graves del sueño, inquietud motora y anestesia afectiva.

¿QUÉ HACER CON UN INFECTADO DE SIDA CON SOSPECHA DE IDEACIÓN SUICIDA?

Lo fundamental es identificar los factores de riesgo y hacer un diagnóstico precoz. Valorar los mecanismos y capacidades personales de afrontamiento y el soporte familiar y social. Derivar a los especialistas de Salud Mental o unidades de hospitalización si sospechamos riesgo elevado. Iniciar tratamiento con ansiolíticos en combinación con antidepresivos si el paciente lo requiere.

LA ANSIEDAD

Pero los días empezaron a parecerle ahora más luminosos, más breves incluso. Poco a poco, aprendió a saludar sin que le temblase la mano, y a caminar olvidándose de la insoportable sensación de ser observada, aquella angustia que la empujaba contra las paredes, que la hacía sentirse enferma mientras cruzaba sola un salón, «algunos pasos más y llegaré, no te desboques ahora, corazón, aguanta», y le entraba un sudor frío, y corría a refugiarse en una esquina, protegida por los muros, resguardada de las miradas que imaginaba sarcásticas y burlonas...

Ángeles Caso, *El peso de las sombras.*

¿POR QUÉ ES TAN IMPORTANTE HABLAR DE LA ANSIEDAD?

La ansiedad, en todas sus formas de presentación, es un trastorno que aparece muy frecuentemente relacionado con los episodios depresivos. A veces es muy complicado delimitar si el paciente padece una depresión con síntomas ansiosos, una ansiedad con quejas depresivas o si presenta ambas al mismo tiempo.

La relación entre ambos procesos es difícil de precisar ya que los síntomas de ambos se superponen. El 85 por 100 de los pacientes deprimidos presenta síntomas de ansiedad de forma significativa.

Los pacientes con trastornos de ansiedad con mucha frecuencia están deprimidos, hasta el 90 por 100 en algunos estudios, aunque la clínica más llamativa o por lo que consultan sea la ansiedad.

La relación entre los trastornos depresivos y la ansiedad es muy frecuente. Entre el 20-70 por 100 de los pacientes que padecen un *trastorno de pánico*, el 40 por 100 de los que padecen una *fobia social*, el 50 por 100 de los que sufren un *trastorno de estrés postraumático*, el 86 por 100 de los *trastornos obsesivo-compulsivos*, el 40-50 por 100 de los *trastornos de ansiedad generalizada* y 15-65 por 100 de los pacientes con *agorafobia* presentarán un *trastorno depresivo*.

A veces es difícil distinguir un trastorno de ansiedad de un trastorno somático ya que la sintomatología por la que estos pacientes consultan puede confundirnos, ya que a veces es indistinguible. En general los pacientes con trastornos de ansiedad presentan *sintomatología* cardíaca (mareos, palpitaciones, *taquicardia* o aumento de la frecuencia cardíaca, dolor torácico...), *gastrointestinal* (dolor abdominal, náuseas vómitos...), *respiratoria* (*disnea* o sensación de falta de aire, *taquipnea* o aumento de la frecuencia respiratoria, dolor torácico...) y *neurológica* (mareo, *parestesias* o sensación de hormigueo o de acorchamiento de los miembros, etc).

¿QUÉ ES LA ANSIEDAD?

La *ansiedad* se define como sensación de tensión o temor ante un peligro real o imaginario que amenaza al paciente. Los síntomas clásicos que acompañan a este estado son: temor, nerviosismo, escalofríos, náuseas, sudoración, irritabilidad, temblor, palpitaciones, sensación de falta de aire, tensión muscular, insomnio, etc.

¿CUÁLES SON LAS MANIFESTACIONES CLÍNICAS DE LOS TRASTORNOS DE ANSIEDAD?

Vamos a hacer un resumen de las manifestaciones clínicas de la ansiedad en general. En cada trastorno especificaremos los más característicos de cada uno de ellos.

- **Cardiovasculares:** *taquicardia* (aumento de la frecuencia cardíaca), dolor torácico, palpitaciones.
- **Respiratorios:** *disnea* o sensación de falta de aire, sensación de ahogo.
- **Digestivos:** nudo en el estómago, náuseas, vómitos, aerofagia, meteorismo, diarrea, estreñimiento, malestar abdominal, nudo en la garganta o dificultad para tragar.
- **Genitourinarios:** micción frecuente, necesidad imperiosa de orinar o defecar, interferencia con la esfera sexual.
- **Neuromusculares:** tensión muscular, dolor, temblor, *parestesias* o sensación de hormigueo o de acorchamiento de los miembros, cefalea.
- **Neurovegetativas:** sequedad de boca, escalofríos, sudoración, mareo, sensación de inestabilidad.
- **Psíquico y de la conducta:** aturdimiento, irritabilidad, aprensión, miedo a morir, miedo a perder el control, insomnio, incapacidad para estarse quieto, para concentrarse, *despersonalización* (extrañeza de uno mismo, de la propia imagen de uno mismo, sensación de ser otro, de sentirse fuera de la situación) o *desrealización* (sensación de irrealidad, de que los objetos que le rodean le son desconocidos).

¿CUÁLES SON LAS DIFERENCIAS ENTRE ANSIEDAD Y DEPRESIÓN?

ANSIEDAD

- Inicio antes de los 30 años.
- Mejoría matutina. Se encuentran mejor por la mañana.
- Insomnio de conciliación (les cuesta dormirse).
- Pesadillas, sueños angustiosos. Estas pesadillas despiertan al paciente a cualquier hora de la noche por su contenido amenazante.
- Miedo, temor a la muerte (les produce mucha angustia).
- Proyección hacia el futuro: incertidumbre.
- Mejoran con ansiolíticos y psicoterapia.
- El pronóstico es peor, duran más tiempo y se encuentran más arraigados en la personalidad del paciente.

DEPRESIÓN

- Inicio más tardío, después de los 30 años.
- Disminución del apetito, del peso y de la *líbido* o impulso sexual.
- Mejoría vespertina (mejoría por la tarde).
- Despertar precoz (se despiertan temprano, por lo general un par de horas antes de lo habitual).
- Sueños tristes y sombríos.
- Ideas de muerte como descanso, como liberación. Los depresivos no la temen, sino que la desean e, incluso, la buscan.
- Proyección al pasado: culpa, desesperanza. Sin visión de futuro.
- *Mejoría con antidepresivos.*
- *Mejor pronóstico. Es un cuadro grave pero que puede ser reversible al 100 por 100.*

¿CUÁLES SON LAS DIFERENCIAS ENTRE MIEDO Y ANGUSTIA?

La ansiedad está ligada al *miedo*, al *temor* de perder algo; en última instancia se tiene miedo a la pérdida de la propia vida. En la depresión, este miedo está ligado a la pérdida efectiva de algo.

El miedo en el sujeto ansioso le hace encontrarse expectante, alerta, preocupado por el futuro y evitar ciertas situaciones de riesgo.

Sin embargo, el paciente deprimido es un sujeto inhibido, incapaz de pasar a la acción y sin interés por las cosas.

El miedo y la tristeza son sentimientos consustanciales al ser humano que se producen como reacción ante las sucesivas pérdidas a las que nos enfrentamos los seres humanos. Son sentimientos cotidianos que no entorpecen el funcionamiento normal del individuo y son proporcionales a la situación que los produce. Ambos pasan a ser patológicos cuando son desproporcionados en intensidad y duración respecto a la situación que los produjo, cuando entorpece el funcionamiento habitual del individuo. En esta situación se acompaña de alteraciones somáticas (*anorexia*, alteraciones del sueño, pérdida de peso, etc.), inhibición marcada y sentimientos de culpa.

Vamos a resumir las diferencias entre el miedo normal y el miedo patológico o angustia:

MIEDO
- Reacción normal ante una situación de peligro identificado.
- Sentimiento motivado por esa situación de amenaza.
- Siempre se acompaña de un objeto concreto hacia lo que se teme.
- El individuo conoce el objeto externo que le amenaza.
- El individuo se prepara para la huida o para el afrontamiento de esa situación.
- Ejemplo: miedo ante una situación de peligro.

ANGUSTIA
- Respuesta del individuo a la amenaza anticipada.
- Sentimiento autónomo.
- No se acompaña de objeto concreto.

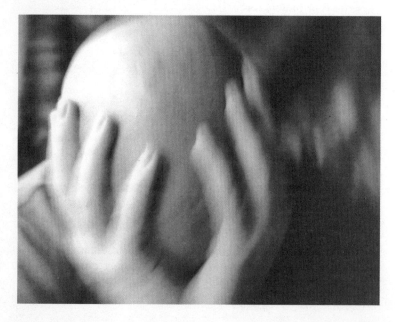

- Se desconoce el objeto amenazador al que se teme.
- El objeto se percibe de una forma más vaga, imprecisa, global e indeterminada.
- Ejemplo: miedo a la pérdida de la salud.

¿QUÉ ES LA ANSIEDAD PATOLÓGICA?

La ansiedad es un fenómeno universal que todos hemos experimentado alguna vez, en mayor o menor grado, en nuestra vida cotidiana. Se considera que existe una *ansiedad adaptativa normal* que sirve para estar preparados y en las mejores condiciones para responder ante las circunstancias de riesgo, de amenaza o de peligro.

Pero hablamos de *ansiedad patológica* cuando esta ansiedad no es *adaptativa*, es decir, cuando el peligro para el que se pretende estar preparado o no existe o no es real, la duración de dicha ansiedad no es proporcional a la situación objetiva que la produjo o cuando no se consigue elaborar una respuesta adecuada a dicha situación.

¿CUÁLES SON LAS DIFERENCIAS ENTRE ANSIEDAD NORMAL Y PATOLÓGICA?

Las principales diferencias entre *ansiedad normal* y *patológica* las resumimos aquí:

La *ansiedad normal* es una reacción emocional adaptativa ante un estímulo, que mejora el rendimiento de la respuesta del organismo, es más leve que la patológica, y la sintomatología es menos *somática*. Se la considera como una emoción reactiva a un estímulo. No afecta la libertad del individuo.

La *ansiedad patológica* se traduce como un sentimiento vital que dificulta la adaptación del organismo, el rendimiento de la respuesta ante dicho estímulo, es más *somática*, más profunda y persistente. Reduce la libertad del individuo.

Dentro de la *ansiedad patológica* distinguimos dos tipos:

- **Ansiedad exógena o estrés:** se habla de *estrés* cuando se supera la capacidad de adaptación normal del organismo frente a los estímulos externos, tanto porque estos sean muy intensos como porque sean muy persistentes en el tiempo.
  Generalmente se trata de estímulos novedosos, intensos, sorprendentes o amenazantes.
- **Ansiedad endógena:** carece de causa externa. En este tipo de ansiedad se han encontrado alteraciones en los mecanismos cerebrales

del procesamiento de la información que llega a través de los sentidos, produciendo respuestas anormales y exageradas ante situaciones normales.

¿CUÁLES SON LAS DIFERENCIAS ENTRE ANSIEDAD EXÓGENA (ESTRÉS) Y ANSIEDAD ENDÓGENA?

Las diferencias se resumen en la siguiente tabla:

Características	Ansiedad *exógena-estrés*	Ansiedad *endógena*
Desencadenante	Sí	No
Historia familiar	No	Sí
Relación mujer-hombre	1/1	3/1
Edad de inicio	Cualquier edad	Precoz
Presencia de crisis	No. Es continua	Sí
Síntomas	Psíquicos	Somáticos
Búsqueda de ayuda médica	Escasa	Sí
Respuesta a fármacos	*Ansiolíticos*	Antidepresivos
Respuesta a psicoterapia	Buena	Mala

ESCALAS DE ANSIEDAD

ESCALA DE ANSIEDAD DE HAMILTON (HARS)

La escala de ansiedad de Hamilton (Hamilton Anxiety Rating Scale, HARS) fue descrita por Hamilton en 1959. Esta escala evalúa la **intensidad** de la ansiedad.

Consta de 14 ítems o elementos que valoran los aspectos psíquicos, físicos y del comportamiento (el último ítem valora el comportamiento del paciente durante la entrevista) de los pacientes con ansiedad en un marco de los tres días previos. Uno de ellos además evalúa el ánimo deprimido de forma específica.

La escala no es autoaplicada sino heteroaplicada, es decir, no es el propio paciente sino un clínico (un médico de atención primaria, un psiquiatra, un psicólogo, etc) el que valora y decide si el síntoma que investigamos en cada ítem está o no presente.

En la valoración de cada ítem hay una escala de 5 valores que puntúan de 0 a 4, donde el 0 significa la ausencia del síntomas y el 4 la intensidad máxima del mismo.

De forma general, al sumar las puntuaciones de los 14 apartados, los valores comprendidos entre 0-5 puntos equivaldrían a no presencia de ansiedad; los valores entre 6-14 supondrían ansiedad leve y los resultados mayores o iguales a 15 ansiedad moderada-grave.

La escala de ansiedad de Hamilton es la siguiente:

Definición operativa de los ítems

HUMOR ANSIOSO
Inquietud, espera de lo peor, aprensión (anticipación temerosa), irritabilidad.

0 1 2 3 4

TENSIÓN
Sensación de tensión, fatigabilidad, imposibilidad de relajarse, llanto fácil, temblor, sensación de no poder quedarse en un lugar.

0 1 2 3 4

MIEDOS
A la oscuridad, a la gente desconocida, a quedarse solo, a los animales grandes, a las multitudes, etc.

0 1 2 3 4

INSOMNIO
Dificultad para conciliar el sueño, sueño interrumpido, sueño no satisfactorio con cansancio al despertar, malos sueños, pesadillas, terrores nocturnos.

0 1 2 3 4

FUNCIONES INTELECTUALES
Dificultad de concentración, mala memoria.

0 1 2 3 4

HUMOR DEPRIMIDO
Falta de interés, no disfruta con sus pasatiempos, depresión, despertar precoz, variaciones del humor a lo largo del día.

0 1 2 3 4

SÍNTOMAS SOMÁTICOS GENERALES (MUSCULARES)
Dolores y molestias musculares, rigidez muscular, sacudidas clónicas, rechinar de dientes, voz poco firme o insegura.

0 1 2 3 4

SÍNTOMAS SOMÁTICOS GENERALES (SENSORIALES)
Zumbidos en los oídos, visión borrosa, sofocos o escalofríos, sensación de debilidad, sensación de hormigueo.

0 1 2 3 4

SÍNTOMAS CARDIOVASCULARES
Taquicardia, palpitaciones, dolores en el pecho, latidos vasculares, extrasístoles.

0 1 2 3 4

SÍNTOMAS RESPIRATORIOS
Peso en el pecho o sensación de opresión torácica, sensación de ahogo, suspiros, falta de aire.

0 1 2 3 4

SÍNTOMAS GASTROINTESTINALES
Dificultad para tragar, meteorismo, dispepsia, dolor antes o después de comer, sensación de ardor, distensión abdominal, pirosis, náuseas, vómitos, sensación de estómago vacío, cólicos abdominales, borborigmos, diarrea, estreñimiento.

0 1 2 3 4

SÍNTOMAS GENITOURINARIOS
Amenorrea, metrorragia, micciones frecuentes, urgencia de la micción, desarrollo de frigidez, eyaculación precoz, impotencia.

0 1 2 3 4

SÍNTOMAS DEL SISTEMA NERVIOSO AUTÓNOMO
Sequedad de boca, enrojecimiento, palidez, sudoración excesiva, vértigos, cefaleas de tensión, piloerección.

0 1 2 3 4

COMPORTAMIENTO DURANTE LA ENTREVISTA
General: el sujeto se muestra tenso, incómodo, agitación nerviosa de las manos, se frota los dedos, aprieta los puños, inestabilidad, postura cambiante, temblor de manos, ceño fruncido, facies tensa, aumento del tono muscular, respiración jadeante, palidez facial.
Fisiológico: traga saliva, eructa, taquicardia de reposo, frecuencia respiratoria superior a 20 respiraciones/minuto, reflejos tendinosos vivos, temblor, dilatación pupilar, exoftalmia, mioclonias palpebrales.

0 1 2 3 4

ESCALA DE ANSIEDAD-DEPRESIÓN DE GOLDBERG (EADG)

La escala de ansiedad-depresión de Goldberg está diseñada para ser aplicada por un médico no psiquiatra. Resulta de gran utilidad en la práctica diaria de los médicos de atención primaria por su simplicidad.

Consta de 2 subescalas, una para la depresión y otra para la ansiedad, con 9 ítems específicos para cada una.

Para la interpretación correcta de esta escala debemos tener en cuenta:

- Sólo se deben puntuar los síntomas que duren más de 2 semanas.
- Las 4 primeras preguntas de cada subescala son obligatorias; sólo en caso de contestar afirmativamente a 2 ó más preguntas de ansiedad o al menos 1 de depresión se proseguirá con las 5 restantes.
- La puntuación es independiente para cada escala.
- El punto de corte de «probable ansiedad» es mayor o igual a 4.
- El punto de corte para la depresión es mayor o igual a 2.

Escala «a» (ansiedad)

1. ¿Se ha sentido muy excitado, nervioso o en tensión?
2. ¿Ha estado muy preocupado por algo?
3. ¿Se ha sentido muy irritable?
4. ¿Ha tenido dificultad para relajarse?

(continuar si 2 o más respuestas son afirmativas)

5. ¿Ha dormido mal, ha tenido dificultades para dormir?
6. ¿Ha tenido dolores de cabeza?
7. ¿Ha tenido alguno de los siguientes síntomas: temblores, hormigueos, mareos, sudores, diarrea?
8. ¿Ha estado usted preocupado por su salud?
9. ¿Ha tenido alguna dificultad para conciliar el sueño, para quedarse dormido?

Escala «d» (depresión)

1. ¿Se ha sentido con poca energía?
2. ¿Ha perdido usted el interés por las cosas?
3. ¿Ha perdido la confianza en sí mismo?
4. ¿Se ha sentido usted desesperado?

(continuar si hay respuestas afirmativas a cualquiera de las preguntas anteriores)

5. ¿Ha tenido dificultades para concentrarse?
6. ¿Ha perdido peso? (a causa de su falta de apetito)
7. ¿Se ha estado despertando demasiado temprano?
8. ¿Se ha sentido usted enlentecido?

9. ¿Cree usted que ha tenido tendencia a encontrarse peor por las mañanas?

¿CUÁLES SON LAS CAUSAS DE LOS TRASTORNOS DE ANSIEDAD?

Como en el caso de la depresión las causas son múltiples y no hay ninguna causa única establecida que responda a ello sino la combinación de varias en individuos predispuestos y expuestos a determinados factores o situaciones.

Como ya hemos dicho en el caso de la depresión las variables son múltiples: edad, sexo, raza, estado civil, situaciones vitales estresantes, historia personal y familiar de trastornos de ansiedad, etc.

Vamos a hablar de los trastornos de ansiedad que aparecen de forma más frecuente asociados a depresión en la clínica diaria y de cada uno de ellos resumiremos cuál es la sintomatología que presentan, cómo se diagnostican, las enfermedades con las que se relacionan y el pronóstico de cada una de ellas.

Para definir las características generales, la clasificación, la sintomatología clínica y el diagnóstico nos basamos en las pautas de la CIE-10, la décima revisión de la Clasificación Internacional de Enfermedades de la OMS (Organización Mundial de la Salud).

¿CUÁLES SON LOS TRASTORNOS DE ANSIEDAD QUE APARECEN DE FORMA MÁS FRECUENTE?

Vamos a hablar de los trastornos de ansiedad que se asocian a la depresión con mayor frecuencia. De cada uno de ellos hablaremos de sus posibles causas o factores con los que se relacionan, los síntomas que producen, cómo se diagnostican y haremos una aproximación al tratamiento.

Nos basamos en las pautas de la CIE-10, la décima revisión de la Clasificación Internacional de Enfermedades de la OMS (Organización Mundial de la Salud).

Los trastornos asociados a la depresión con mayor frecuencia son:

AGORAFOBIA

¿Qué es? Características generales

La agorafobia es la ansiedad que aparece cuando el individuo se encuentra en cualquier lugar desde el que es difícil escapar u obtener ayuda si aparece una crisis de angustia.

La agorafobia no sólo describe el temor a los espacios abiertos sino también a las circunstancias relacionadas con ellos como el temor a las multitudes, a los grandes almacenes, a entrar en el metro, a montar en avión, a viajar solos, etc. y a no poder escapar a un lugar seguro. Esta fobia a los espacios abiertos se solapa con otras muchas que se relacionan entre sí.

Este *lugar seguro* suele ser el propio hogar, por lo que los individuos entran en un círculo vicioso y se encierran en casa para evitar la aparición de una crisis de angustia, o, al menos, encontrarse seguros si esta aparece. Y abocan en conductas de evitación y en un miedo irracional a salir de casa. Esto conlleva un aislamiento progresivo del paciente o la dependencia hacia otras personas para poder llevar a cabo su vida normal, evitando salir solos a la calle y los grandes almacenes, las colas de las tiendas, las aglomeraciones, los espacios abiertos, etc.

Ante las situaciones antes descritas el individuo experimenta una crisis de ansiedad que se acompaña de sensación de mareo y de estar flotando.

Es el más incapacitante de todos los trastornos de ansiedad ya que el individuo presenta graves crisis de ansiedad y conductas de evitación. Es un trastorno muy incapacitante y progresivo.

Es más frecuente en mujeres (2 o 3 mujeres por cada hombre).

¿Cuáles son sus síntomas?

La crisis de ansiedad que presentan los pacientes son recurrentes y graves. Los síntomas son variables y aparecen de forma repentina. Los síntomas suelen ser *cardiorrespiratorios* con sensación de ahogo y de falta de aire, palpitaciones, *taquicardia* o aumento de la frecuencia cardíaca, sensación de opresión en el pecho que puede recordar a un ataque cardíaco; *neurológicos*, con mareo, inestabilidad y *parestesias* o sensación de hormigueo o de acorchamiento de los miembros; también aparece temblor, sudoración profusa, sofoco, sensación de *despersonalización* o de no ser uno mismo, sensación de *desrealización* o sensación de irrealidad, sensación de muerte inminente o de pérdida del control.

Este cuadro se intensifica en los primeros 10 minutos que siguen a la aparición de los primeros síntomas y suele durar entre 10-30 minutos y 1-2 horas. La mayoría de las veces estos cuadros se desencadenan al exponerse a la situación o situaciones antes descritas por lo que estas circunstancias se convierten en *fobógenas* y se elaboran mecanismos de evitación de dichas circunstancias.

Debido al intenso malestar que le produjo la crisis el paciente puede desarrollar una *ansiedad anticipatoria* ante la posible aparición de nuevas crisis al exponerse ante dichas circunstancias.

Vamos a resumir en el siguiente esquema los síntomas más frecuentes. En cada crisis tienen que aparecer bruscamente como mínimo 4 de los siguientes síntomas y uno de estos cuatro tiene que ser uno de los cuatro primeros de la lista que sigue:

- Palpitaciones o *taquicardia* (aumento de la frecuencia cardíaca).
- Sequedad de boca.
- Sudoración profusa.
- Temblores o sacudidas.
- *Disnea* o sensación de falta de aire.
- Sensación de ahogo.
- Dolor o molestias torácicas.
- Mareo, sensación de inestabilidad o desvanecimiento.
- Náuseas o molestias abdominales.
- *Despersonalización* (extrañeza de uno mismo, de la propia imagen de uno mismo, sensación de ser otro, de sentirse fuera de la situación) o *desrealización* (sensación de irrealidad, de que los objetos que le rodean le son desconocidos).
- *Parestesias* o sensación de hormigueo o de entumecimiento, calambres.
- Sofocos, accesos de calor o escalofríos.
- Sensación de muerte inminente. Miedo a morir.
- Miedo a enloquecer o a perder el control o perder el conocimiento.

Criterios diagnósticos de la CIE-10

Vamos a describir los criterios diagnósticos de la agorafobia según las pautas de la CIE-10:

A. Miedo manifiesto o conducta de evitación ante por lo menos dos de las siguientes situaciones:

1. Multitudes.
2. Lugares públicos.
3. Viajar solo.
4. Viajar lejos de casa.

B. Al menos dos síntomas de ansiedad ante la situación temida tienen que presentarse conjuntamente, en una ocasión al menos desde el comienzo de los trastornos, y uno de los síntomas tiene que estar listado entre el 1 y el 4 de los 14 primeros síntomas de la lista que sigue:

Síntomas autonómicos
1. Palpitaciones o golpeteo del corazón o ritmo cardíaco acelerado.
2. Sudoración profusa.
3. Temblores o sacudidas.
4. Sequedad de boca (no debida a medicación o deshidratación.)

Síntomas en el pecho y abdomen
5. Dificultad para respirar.
6. Sensación de ahogo.
7. Dolor o malestar en el pecho.
8. Náuseas o molestias abdominales.

Síntomas relacionados con el estado mental
9. Mareo, sensación de inestabilidad o desvanecimiento.
10. *Despersonalización* (extrañeza de uno mismo, de la propia imagen de uno mismo, sensación de ser otro, de sentirse fuera de la situación) o *desrealización* (sensación de irrealidad, de que los objetos que le rodean le son desconocidos).
11. Miedo a enloquecer o a perder el control o perder el conocimiento.
12. Sensación de muerte inminente. Miedo a morir.

Síntomas generales
13. Sofocos, accesos de calor o escalofríos.
14. *Parestesias* o sensación de hormigueo o de entumecimiento, calambres.

C. Malestar emocional significativo secundario a la conducta de evitación o a los síntomas de ansiedad, pero reconociendo el sujeto que son excesivos o que carecen de sentido.
D. Los síntomas se limitan o predominan en las situaciones temidas o al pensar en ellas.
E. Criterios de exclusión más frecuentemente usados: el criterio A no es debida a *ideas delirantes, alucinaciones* u otros síntomas de trastornos como la esquizofrenia, trastornos del humor o trastorno obsesivo-compulsivo, ni tampoco secundario a creencias de la propia cultura.

Evolución y pronóstico

Se caracteriza por ser *progresivo*. Al principio la sensación de angustia o la crisis de ansiedad se limita a una situación en concreto: viajar en metro, montar en avión, unos grandes almacenes, etc. Con el tiempo se generaliza y se genera la crisis de ansiedad cuando el paciente se enfrenta a cualquier lugar en el que haya mucha gente, o en el cual sea difícil escapar o buscar ayuda en caso de presentarse la crisis. Al final se genera la ansiedad o la crisis de angustia siempre que el paciente salga de casa, limitando por completo su vida.

A veces el paciente se encuentra más tranquilo y seguro si está acompañado de alguien lo que genera una relación de dependencia para casi cualquier actividad que desempeñe el paciente, empeorando el pronóstico.

Es uno de los trastornos psiquiátricos más incapacitantes; algunos individuos llegan incluso a refugiarse en el hogar y no salir de él para nada. De esta forma se reduce la autonomía del paciente y su funcionamiento social y laboral fuera del hogar.

Las conductas de evitación, a pesar de la incapacidad que implican, suelen ser eficaces en cuanto a la disminución de la ansiedad ya que los pacientes sólo padecen las crisis cuando se enfrentan a las situaciones que temen.

FOBIA SOCIAL

¿Qué es? Características generales

La *fobia social* es el miedo o temor que se genera cuando el individuo se expone ante situaciones sociales: hablar en público, comer en público, escribir en público (por ejemplo: firmar un cheque en un banco, escribir mientras otros miran lo que escribes), hablar con individuos del sexo contrario, etc.

Es el miedo a comportarse de forma inapropiada en público o a ser juzgados por los demás en esas situaciones o simplemente el miedo a encontrarse en ese tipo de situaciones. Se definiría como una *timidez patológica*, como una inseguridad personal. Estos individuos sí que desearían tener relaciones sociales pero su miedo irracional se lo impide.

Es bastante incómoda y puede interferir en la actuación social y laboral normal del individuo, pero casi nunca resulta incapacitante en sí misma.

Habitualmente aparece en la infancia o en los primeros años de la adolescencia y tiene un carácter crónico. La incidencia es similar entre hombres y mujeres.

¿Cuáles son sus síntomas?

Los síntomas que aparecen, por orden de frecuencia, son:

- Palpitaciones.
- Temblor.
- Sudoración.
- Tensión muscular.
- Opresión epigástrica.
- Sequedad de boca.
- Sensaciones de calor o frío.
- Opresión en la cabeza.
- Enrojecimiento facial.
- Sensación de ahogo y de falta de aire.
- Malestar gastrointestinal.
- Necesidad imperiosa de micción.
- Sensación insoportable de incomodidad.

Todos estos síntomas y el intenso malestar que producen hacen que el paciente limite al máximo todo tipo de relaciones sociales, o incluso que acabe evitándolas, fuera del círculo familiar.

Evolución y pronóstico

El diagnóstico puede ser difícil porque a menudo pasa inadvertido. Es muy importante el diagnóstico precoz porque si no se trata de forma adecuada presenta una elevada proporción de *comorbilidad* con abuso de sustancias (alcohol y drogas), fobias simples, agorafobia, trastorno de ansiedad generalizada, trastorno obsesivo-compulsivo, trastorno de pánico, depresión e ideación suicida.

La evolución es crónica aunque puede ser recurrente. Tiende a persistir durante toda la vida, aunque a veces puede remitir en la edad adulta.

La repercusión en la vida cotidiana es variable. Por lo general estos pacientes suelen tener problemas para establecer relaciones de amistad, para encontrar pareja, conseguir un empleo o ascender en el que tienen, etc.

Criterios diagnósticos de la CIE-10

Los criterios diagnósticos de la fobia social según las pautas de la CIE-10 los exponemos a continuación:

A. Alguno de los siguientes síntomas debe darse:

    1. Miedo marcado a ser el foco de atención o miedo a comportarse de forma embarazosa o humillante.

2 Evitación marcada de ser el foco de atención o a las situaciones en las cuales hay miedo a comportarse de forma embarazosa o humillante.

Estos miedos se manifiestan en situaciones sociales tales como comer o hablar en público, encontrarse con conocidos en público, o introducirse o permanecer en actividades de grupo reducido (por ejemplo, fiestas, reuniones de trabajo, etc.)

B. Al menos dos síntomas de ansiedad ante la situación temida, como se definen en el criterio B de la *agorafobia*, tienen que presentarse conjuntamente, en una ocasión al menos desde el comienzo de los trastornos y uno de los síntomas siguientes:

1. Rubor facial.
2. Miedo a vomitar.
3. Necesidad imperiosa o temor a orinar o defecar.

Al menos 2 de los siguientes síntomas:

Síntomas autonómicos
1. Palpitaciones o golpeteo del corazón o ritmo cardíaco acelerado.
2. Sudoración profusa.
3. Temblores o sacudidas.
4. Sequedad de boca (no debida a medicación o deshidratación.)

Síntomas en el pecho y abdomen
5. Dificultad para respirar.
6. Sensación de ahogo.
7. Dolor o malestar en el pecho.
8. Náuseas o molestias abdominales.

Síntomas relacionados con el estado mental
9. Mareo, sensación de inestabilidad o desvanecimiento.
10. *Despersonalización* (extrañeza de uno mismo, de la propia imagen de uno mismo, sensación de ser otro, de sentirse fuera de la situación) o *desrealización* (sensación de irrealidad, de que los objetos que le rodean le son desconocidos).
11. Miedo a enloquecer o a perder el control o perder el conocimiento.
12. Sensación de muerte inminente. Miedo a morir.

Síntomas generales
13. Sofocos, accesos de calor o escalofríos.
14. *Parestesias* o sensación de hormigueo o de entumeci-
    miento, calambres.

C. Malestar emocional significativo, secundario a la conducta de
   evitación o a los síntomas de ansiedad, pero reconociendo el
   paciente que son excesivos o carecen de sentido.

D. Los síntomas se limitan o predominan en las situaciones temidas o al pensar en ellas.

E. Criterios de exclusión más frecuentemente usados: los criterios A y B no son debidos a ideas delirantes, alucinaciones u
   otros síntomas de trastornos tales como la esquizofrenia y
   trastornos relacionados, trastornos del humor o trastorno
   obsesivo-compulsivo, ni tampoco son secundarios a creencias
   de la propia cultura.

TRASTORNO DE ANSIEDAD GENERALIZADA

¿Qué es? Características generales

Es la ansiedad o preocupación excesiva, persistente (más de 6
meses) e irracional que no se asocia a ninguna situación específica ni
circunstancia en particular.

Se da en mayor proporción en mujeres que en hombres, con una
relación de 2:1, es decir, dos mujeres por cada hombre. Se inicia en el
principio de la edad adulta y persiste durante años. En muchas ocasiones aparece después de un episodio de depresión mayor. Y se relaciona
con situaciones de estrés ambiental.

La sintomatología limita la vida de los pacientes. Cuando la evolución no es buena pueden aparecer síntomas depresivos secundarios a
esta ansiedad persistente que no cede.

¿Con qué factores se relaciona?

Existen determinados *rasgos de la personalidad* que parecen generar
de forma directa síntomas ansiosos.

Este tipo de personalidad sería la de los individuos con una capacidad inadecuada de afrontamiento de las situaciones, con una tendencia
excesiva a la preocupación, con alteraciones del sueño ante mínimos
contratiempos, sentimientos de inseguridad y temor constante y excesivo a ser rechazados por los demás o al fracaso. En cualquier situación,

cuando la realidad a la que se enfrentan supera su capacidad de control, pueden surgir síntomas ansiosos.

En estos individuos no sólo está aumentada la incidencia de ansiedad, sino que, cuando la ansiedad aparece, la respuesta al tratamiento es peor y tiene mayor tendencia a hacerse crónica.

También se relacionan los acontecimientos y conflictos emocionales, vitales, familiares, laborales, enfermedades físicas, etc. en la génesis de la ansiedad.

¿Cuáles son sus síntomas?

Los síntomas predominantes más frecuentes son los de una *crisis de angustia* o *ataque de pánico*. La clínica es similar pero se diferencia de la agorafobia o de la fobia social en que en la *ansiedad generalizada* no hay un objeto concreto al que se teme y que produce la sintomatología ni está limitada a la presencia de una circunstancia ambiental específica. Los pacientes lo sufren como un estado permanente de angustia, con una sensación de ansiedad persistente, de «angustia flotante».

Los síntomas más frecuentes los resumimos a continuación:

- Palpitaciones o *taquicardia* (aumento de la frecuencia cardíaca).
- Sequedad de boca.
- Sudoración profusa.
- Temblores o sacudidas.
- *Disnea* o sensación de falta de aire.
- Sensación de ahogo.
- Dolor o molestias torácicas.
- Mareo, sensación de inestabilidad o desvanecimiento.
- Náuseas o molestias abdominales.
- *Despersonalización* (extrañeza de uno mismo, de la propia imagen de uno mismo, sensación de ser otro, de sentirse fuera de la situación) o *desrealización* (sensación de irrealidad, de que los objetos que le rodean le son desconocidos).
- *Parestesias* o sensación de hormigueo o de entumecimiento, calambres.
- Sofocos, accesos de calor o escalofríos.
- Sensación de muerte inminente. Miedo a morir.
- Miedo a enloquecer o a perder el control o perder el conocimiento.

Evolución y pronóstico

El curso suele ser crónico y fluctuante, con agravamientos continuos coincidentes con períodos de estrés.

Estos pacientes se consideran a sí mismos como «nerviosos de toda la vida» y constituyen el grupo de pacientes consumidores crónicos de benzodiacepinas (esta medicación controla la ansiedad en la mayoría de los casos).

Este trastorno no se suele presentar de forma aislada sino que se asocia a otros trastornos psiquiátricos como el trastorno de pánico, la distimia, el trastorno bipolar, la agorafobia, la depresión mayor, la fobia social y el abuso de sustancias (alcohol y benzodiacepinas) y trastornos médicos como el síndrome del colon irritable y las cefaleas crónicas.

Criterios diagnósticos de la CIE-10

Vamos a describir los criterios diagnósticos de la ansiedad generalizada según las pautas de la CIE-10:

A. Un periodo de al menos 6 meses de notable ansiedad, preocupación y sentimientos de aprensión (justificados o no), en relación con acontecimientos y problemas de la vida cotidiana.

B. Por lo menos 4 de la siguiente lista de 22 síntomas (los 14 primeros son comunes para la agorafobia, el trastorno de pánico y la fobia social) deben estar presentes y al menos uno de los 4 primeros.

Síntomas autonómicos
1. Palpitaciones o golpeteo del corazón o ritmo cardíaco acelerado.

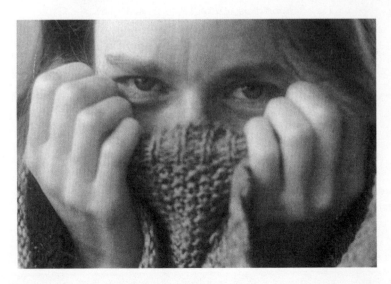

2. Sudoración profusa.
3. Temblores o sacudidas.
4. Sequedad de boca (no debida a medicación o deshidratación.)

Síntomas en el pecho y abdomen
5. Dificultad para respirar.
6. Sensación de ahogo.
7. Dolor o malestar en el pecho.
8. Náuseas o molestias abdominales.

Síntomas relacionados con el estado mental
9. Mareo, sensación de inestabilidad o desvanecimiento.
10. *Despersonalización* (extrañeza de uno mismo, de la propia imagen de uno mismo, sensación de ser otro, de sentirse fuera de la situación) o *desrealización* (sensación de irrealidad, de que los objetos que le rodean le son desconocidos).
11. Miedo a enloquecer, perder el control el conocimiento.
12. Sensación de muerte inminente. Miedo a morir.

Síntomas generales
13. Sofocos, accesos de calor o escalofríos.
14. *Parestesias* o sensación de hormigueo o de entumecimiento, calambres.

Síntomas de tensión
15. Tensión muscular o dolores y parestesias.
16. Inquietud y dificultad para relajarse.
17. Sentimiento de estar «al límite» o bajo presión, o tensión mental.
18. Sensación de nudo en la garganta o dificultad para tragar.

Otros síntomas no específicos
19. Respuesta de alarma exagerada a pequeñas sorpresas o sobresaltos.
20. Dificultad para concentrase o sensación de tener la mente en blanco debido a la preocupación o ansiedad.
21. Irritabilidad persistente.
22. Dificultad para conciliar el sueño debido a las preocupaciones.

C. El trastorno no satisface todos los criterios para el trastorno de pánico, trastorno de ansiedad fóbica, trastorno obsesivo-compulsivo o trastorno hipocondríaco.

D. Criterio de exclusión más frecuentemente usado: el trastorno no se debe a un trastorno orgánico específico (como el hipertiroidismo), un trastorno mental orgánico o un trastorno por consumo de sustancias psicoactivas (como un consumo excesivo de sustancias de efectos anfetamínicos o abstinencia a benzodiacepinas.

REACCIÓN A ESTRÉS AGUDO

¿Qué es? Características generales

Surge tras la exposición a un acontecimiento traumático grave, como respuesta a un estrés físico o psicológico fuera de lo habitual. Existe una clara relación temporal entre el agente estresante y la aparición de síntomas, que aparecen prácticamente de forma inmediata.

En general remite en horas-días (máximo 2-3 días). Si persiste más tiempo (más de un mes) podemos encontrarnos ante un *trastorno de estrés postraumático*.

El agente estresante suele ser una experiencia traumática grave que implica una amenaza seria para la seguridad o integridad física del enfermo o de sus personas queridas (catástrofes naturales, violaciones, accidentes, atracos, etc.) o a un cambio brusco y amenazador del entorno social del individuo (pérdida de varios seres queridos, incendio del hogar, etc.).

Se producen síntomas de ansiedad, reexperimentación del acontecimiento vivido, conductas de evitación de las situaciones relacionadas, embotamiento afectivo, sentimientos de desapego, de desrealización, de despersonalización, ausencia de reactividad emocional, etc.

Hay mayor riesgo en los ancianos y en situaciones de gran agotamiento físico.

¿Con qué factores se relaciona?

Destacamos la importancia de la vulnerabilidad del individuo y de la capacidad de adaptación individual; no todas las personas sometidas a acontecimientos vitales estresantes lo desarrollarán.

¿Cuáles son sus síntomas?

Los síntomas son muy variables pero destaca un «embotamiento afectivo» con disminución del nivel de conciencia, disminución de la capacidad de concentración y de la atención, desorientación y con una incapacidad para asimilar nuevos estímulos.

También pueden aparecer síntomas propios de un crisis de pánico como taquicardia, sudoración y rubor.

Una vez remitido el cuadro puede existir una amnesia parcial o completa del episodio.

Criterios diagnósticos de la CIE-10

Los criterios diagnósticos para la reacción a estrés agudo según las pautas de la CIE-10 son los siguientes:

A. Presencia de exposición a agente físico o psicológico de excepcional gravedad.

B. El criterio A se sigue de la inmediata aparición de síntomas (dentro del plazo de una hora).

C. Hay dos grupos de síntomas:

   1. Los criterios B, C y D del trastorno de ansiedad deben cumplirse.
   2. Presencia de los siguientes síntomas:

      a) Aislamiento social
      b) Estrechamiento del campo de la atención
      c) Aparente desorientación
      d) Ira o agresividad verbal
      e) Desesperanza o desesperación
      f) Hiperactividad inadecuada o carente de propósito
      g) Duelo incontrolable y excesivo (de acuerdo con la cultura propia del sujeto)

   La reacción a estrés agudo se califica como:

   - *Leve:* si sólo se presentan síntomas del grupo 1.
   - *Moderada:* si se presentan síntomas del grupo 1 y además 2 síntomas del grupo 2.
   - *Grave:* si se presentan síntomas del grupo 1 y además 4 síntomas del grupo 2 o un *estupor disociativo* (estado en el que el paciente revive el suceso y se comporta como si éste se estuviera produciendo de nuevo. Suele durar pocos segundos, aunque puede llegar a durar horas e incluso días).

D. Si al agente estresante es transitorio o puede ser aliviado los síntomas deben empezar a disminuir no más tarde de 8 horas después de desaparecer o aliviarse. Si el agente estresante es persistente los síntomas deben empezar a atenuarse no más tarde de 48 horas.

E. Criterio de exclusión más frecuentemente usado: ausencia de cualquier otro trastorno de la CIE-10 en el momento de la evaluación con la excepción del trastorno de ansiedad generalizada y trastornos de la personalidad y más allá del plazo de 3 meses de la finalización de un episodio de cualquier otro trastorno de la CIE-10.

TRASTORNO DE ESTRÉS POSTRAUMÁTICO

¿Qué es? ¿Cuáles son sus síntomas? Características generales

Es el trastorno de ansiedad que surge como respuesta *tardía* a una situación psicológicamente estresante, a un acontecimiento traumático grave o catastrófico y que no forma parte de la experiencia normal de los individuos.

Ejemplos de esto serían las guerras, los secuestros, los accidentes de tráfico graves, la violencia, los desastres naturales, las violaciones, los campos de concentración, los actos de terrorismo...

El trastorno se inicia tras un periodo que va desde unas pocas semanas a unos meses (es raro que supere los 6 meses) tras experimentar la situación estresante amenazante.

Los individuos que sufren este tipo de trastorno desarrollan sentimientos de temor, desesperanza y desamparo.

Se reexperimenta de forma continua y persistente el episodio o acontecimiento traumático vivido. Son característicos los recuerdos intrusos y reiterativos, las pesadillas repetitivas en las que los acontecimientos suceden de nuevo. Esta situación se vive con miedo, terror intenso y angustia, con un sentimiento de no poder hacer nada para evitarlo.

Son características la presencia de imágenes mentales recurrentes de la situación vivida, los recuerdos obsesivos, las pesadillas recurrentes del episodio, la *hipervigilancia* o vigilancia excesiva, la evitación de los estímulos, las personas o las situaciones asociados al hecho en concreto o que puedan hacerles revivirlo, el entumecimiento afectivo, etc.

Por ejemplo, si la paciente ha sufrido una violación sufrirá pesadillas o verá imágenes en las que vivirá con intenso terror de nuevo el episodio, evitará pasar por el sitio donde sufrió la agresión, sufrirá un aplanamiento afectivo que puede que le haga evitar las relaciones sexuales normales o el simple contacto con los hombres, mantendrá una vigilancia excesiva de la gente que le rodea, etc.

Si el individuo ha participado en una guerra revivirá su experiencia en el campo de batalla, tendrá imágenes intrusas de lo vivido allí, de lo que vio, de sus compañeros muertos o heridos graves, oirá de nuevo y con gran angustia una y otra vez el sonido de los disparos, tendrá una respuesta de sobresalto exagerada ante sonidos mínimos, etc.

Las consecuencias de este estado (de las pesadillas, de los recuerdos obsesivos, de imágenes mentales del hecho) se traducen en *anhedonia* o incapacidad para experimentar placer, una sensación de desapego emocional de los demás, un *embotamiento afectivo y emocional* o disminución de la reactividad ante el mundo exterior y una marcada incapacidad para sentir emociones, una falta de capacidad de la respuesta al medio, pérdida de memoria, insomnio, jaquecas, depresión y ansiedad, comportamientos compulsivos, una respuesta exagerada al sobresalto, irritabilidad, dificultades para concentrase o para mantener la atención, etc.

Criterios diagnósticos de la CIE-10
Los criterios diagnósticos para la reacción a estrés agudo según las pautas de la CIE-10 son los siguientes:

A. El paciente ha debido exponerse a un acontecimiento estresante o situación (tanto breve como prolongada) de naturaleza excepcionalmente amenazadora o catastrófica que podría causar profundo malestar en casi todo el mundo.

B. Recuerdo continuado o reaparición del recuerdo del acontecimiento estresante en forma de *reviviscencia disociativas* o *flashbacks*, recuerdos de gran viveza, sueños recurrentes o sensación de malestar al enfrentarse a circunstancias parecidas o relacionadas con el agente estresante.

C. Evitación de circunstancias parecidas relacionadas con el agente estresante, no presentes antes de la exposición a éste.

D. Una de las dos:

1. Incapacidad para recordar parcial o completa respecto a aspectos importantes del período de exposición al agente estresante.

2. Síntomas persistentes de hipersensibilidad psicológica e hiperactividad (ausentes antes de la exposición al agente estresante) puestos de manifiesto por al menos 2 de los síntomas siguientes:

    a) Dificultades para conciliar o mantener el sueño.
    b) Irritabilidad.
    c) Dificultad para la concentración.

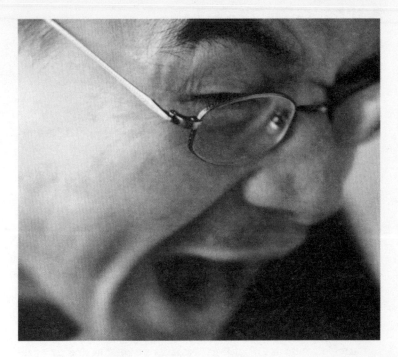

d) Facilidad para distraerse.
e) Respuesta de alarma (sobresaltos) y aprensión exageradas.

E. Los criterios B, C y D se satisfacen en los 6 meses posteriores al acontecimiento estresante o del fin del período de estrés.

Evolución y pronóstico

La sintomatología es más intensa en el período de estrés.

El grado de incapacidad puede ser de moderado a grave y afectar a todos los aspectos de la vida del paciente. Estos pacientes suelen tener la sensación de que sus expectativas de futuro son desoladoras y creerse incapaces de encontrar trabajo, de encontrar pareja, de llevar una vida normal, etc.

Los sujetos con este trastorno presentan más riesgo de sufrir otros trastornos de ansiedad, depresión y abuso de sustancias.

En general la mayoría de los pacientes se recuperan:

- El 30 por 100 se recupera completamente.
- El 40 por 100 padece síntomas leves.

- El 20 por 100 continúa con síntomas moderados.
- El 10 por 100 no experimenta mejoría o incluso empeoran.

Los factores de buen pronóstico para la recuperación son los siguientes:

- Inicio rápido de los síntomas tras el suceso.
- Corta duración de los síntomas (menos de 6 meses).
- Buen funcionamiento físico y psíquico personal antes del acontecimiento.
- Ausencia de trastornos psiquiátricos, médicos o abuso de sustancias.

TRASTORNO OBSESIVO COMPULSIVO

¿Qué es? Características generales

Este trastorno se caracteriza por la presencia de ideas, pensamientos, impulsos invasores persistentes en la mente del paciente que carecen de sentido (*obsesiones*), que el individuo vive como intrusos (no impuestos desde el exterior) e inapropiados y que considera absurdos pero que no puede controlar. Estas obsesiones producen un intenso malestar y ansiedad.

Ante estas *obsesiones* el individuo responde con las *compulsiones* que son actos o conductas repetitivas, excesivas sin ningún tipo de finalidad, cuyo objetivo es disminuir la ansiedad que les produce la obsesión, pero que no les proporciona placer ni gratificación.

Ejemplos de estas compulsiones serían el ritual del lavado compulsivo de manos, las innumerables comprobaciones del cierre de puertas o de la llave del gas, etc.

Las conductas compulsivas o rituales son un mecanismo para luchar contra la ansiedad que les producen las obsesiones. Pero, desgraciadamente, estas conductas repetitivas son muy poco eficaces para mitigar la ansiedad y las obsesiones aparecen una y otra vez. Generalmente las compulsiones liberan la ansiedad transitoriamente, pero enseguida aparecen de nuevo y con ello la necesidad de repetir el ritual.

Tanto las obsesiones como las compulsiones son *egodistónicas*, es decir, el individuo tiene la sensación de que le son ajenas y de que están fuera de su control.

El paciente reconoce que los pensamientos obsesivos (*obsesiones*) son producto de su mente y que su comportamiento (*compulsiones*) es irracional y absurdo.

Ejemplos de estas situaciones: *Obsesión*: de contagio, contaminación o de suciedad. *Compulsión*: lavado reiterado de las manos, evitando tocar grifos, puertas, toallas, etc. con lo que pueden pasar horas y horas lavándose repetidamente las manos cada vez que sientan que han tocado algo que ellos piensen que les pueda haber contaminado. Incluso pueden presentar *dermatitis* o lesiones en la piel por el lavado reiterado de las manos y por el uso de jabones y desinfectantes.

Otro ejemplo: un paciente tiene la obsesión de que por su culpa se va a producir, por ejemplo, un terremoto en África. La idea es absurda, carece de sentido, pero el paciente la vive con gran angustia. Para acallar esa angustia se dice a sí mismo que si, por ejemplo, toca tres veces el pomo de la puerta, reza diez oraciones y da dos vueltas alrededor de la mesa eso no va a suceder. La compulsión es absurda y excesiva y no va a cambiar las cosas que, por otra parte tampoco van a suceder, pero no puede dejar de hacerlas.

La prevalencia en la población está en torno al 2,5 por 100 y no presenta diferencias en cuanto al sexo, con una proporción similar entre hombres y mujeres. La edad de inicio suele situarse en la adolescencia y al principio de la edad adulta.

La mayoría de los pacientes no consulta por sus síntomas por vergüenza de sus síntomas o miedo a que le tomen por loco. Todo esto retrasa el diagnóstico y empeora el pronóstico.

El grado de incapacitación y de interferencia con la vida normal del individuo puede ser muy grave.

¿Con qué factores se relaciona?

Se postula un carácter hereditario de esta enfermedad. Se da entre el 35 por 100 de los familiares de primer grado.

Se ha visto que estos pacientes responden a los fármacos que actúan sobre la *serotonina*, un *neurotransmisor* del sistema nervioso central, en comparación con los fármacos que actúan sobre otros neurotransmisores.

¿Cuáles son sus síntomas?

Los síntomas son muy variables aunque existen ciertos temas comunes a la mayoría de los pacientes como la obsesión por la limpieza, la higiene, el orden, los escrúpulos religiosos, la puntualidad, el miedo a que sucedan desgracias y ser responsables de ellas por descuido u omisión, el cumplimiento estricto de reglas y normas, el miedo a ser homosexual, a matar a alguien, a suicidarse, a volverse loco, a padecer o transmitir alguna enfermedad incurable, etc.

Estas ideas obsesivas intrusas, persistentes y carentes de sentido generan actos compulsivos que pretenden controlar la ansiedad y el malestar. A veces estos actos compulsivos tienen como objeto el control de la obsesión: lavado de manos, comprobar una y otra vez si se cerró la puerta o la llave del gas, etc. Pero otras veces se realizan de forma autónoma como rezar ciertas oraciones, tocar varias veces un objeto, almacenar objetos inútiles, contar números, etc.

Criterios diagnósticos de la CIE-10

Los criterios diagnósticos para el trastorno obsesivo-compulsivo según las pautas de la CIE-10 son los siguientes:

A. Deben estar presentes ideas obsesivas o actos compulsivos (o ambos) durante la mayoría de los días durante un período de por lo menos dos semanas.

B. Las obsesiones (pensamientos, ideas o imágenes) y compulsiones (actos) comparten las siguientes características, todas las cuales deben hallarse presentes:

1. El enfermo las reconoce como propias y no como impuestas por otras personas o influidas externamente.
2. Son reiteradas y desagradables, y por lo menos una de las obsesiones o compulsiones debe ser reconocida como carente de sentido.
3. El sujeto intenta resistirse a ellas (aunque con el tiempo la resistencia a algunas obsesiones o compulsiones puede volverse mínima). El enfermo opone resistencia sin éxito. Por lo menos una de las obsesiones o compulsiones presentes es resistida sin éxito.
4. El llevar a cabo las obsesiones o compulsiones no es en sí mismo placentero (lo cual debe distinguirse del alivio temporal de la ansiedad o tensión).

C. Las obsesiones o compulsiones producen malestar o interfieren con las actividades sociales o el funcionamiento normal del sujeto, por lo general por el tiempo que consumen

D. Criterio de exclusión más frecuentemente usado: las obsesiones o compulsiones no son el resultado de otros trastornos mentales, tales como esquizofrenia o trastornos del humor

El diagnóstico puede especificarse más:

1. Con predominio de pensamientos y rumiaciones obsesivos.
2. Con predominio de actos compulsivos.
3. Con mezcla de pensamientos y actos compulsivos.

4. Otros trastornos obsesivo-compulsivos.
5. Trastorno obsesivo-compulsivo sin especificación.

Evolución y pronóstico

La evolución es crónica y variable: fluctuante o continua. En algunos casos el paciente al principio puede controlar los síntomas obsesivo-compulsivos y la ansiedad que generan. En otros casos los rituales ocupan tanto tiempo a lo largo del día que el paciente es incapaz de hacer otra cosa porque las compulsiones dominan su actividad diaria.

El trastorno obsesivo-compulsivo se asocia a otros trastornos psiquiátricos como trastornos de ansiedad, trastorno depresivo mayor (hasta dos tercios de los pacientes), trastornos de la conducta alimentaria, abuso de alcohol y fármacos hipnóticos, ansiolíticos y sedantes. También está aumentado el riesgo de suicidio.

TRASTORNO DE ADAPTACIÓN

¿Qué es? ¿Cuáles son sus síntomas? Características generales

Se caracteriza por el malestar subjetivo más las alteraciones emocionales que interfieren en la vida diaria de un individuo y que aparecen en el período de adaptación tras un acontecimiento vital estresante. Estos acontecimientos vitales estresantes pueden ser el fallecimiento de un ser querido y su proceso de duelo (no se incluye la reacción adecuada normal ante la muerte de un ser querido), una separación matrimonial, un cambio de trabajo, la emigración, el diagnóstico de una enfermedad, etc.

La aparición del trastorno y el acontecimiento estresante guardan una clara relación temporal. El trastorno suele iniciarse en el mes siguiente al acontecimiento estresante (nunca después de 3 meses) y los síntomas no suelen exceder los 6 meses.

Existe una clara vulnerabilidad personal pero es imprescindible que exista el agente estresante.

El individuo sufre un período de humor depresivo, de ánimo decaído, ansiedad, preocupación, alteraciones del sueño, incapacidad para afrontar las situaciones normales de la rutina diaria, los problemas, incapacidad para planificar el futuro, etc.

Criterios diagnósticos de la CIE-10

Vamos a describir los criterios diagnósticos del trastorno de adaptación según las pautas de la CIE-10:

A. Haber sido expuesto a un estrés psicosocial identificable, el cual no es de gravedad extraordinaria ni de tipo catastrófico, no más de un mes antes del comienzo de los síntomas.

B. Síntomas o trastornos del comportamiento del tipo de los descritos en cualquiera de los trastornos del humor o afectivos (excepto ideas delirantes y alucinaciones), de los trastornos neuróticos, secundarios a situaciones estresantes y somatomorfos, y de los trastornos disociales siempre que no se satisfagan los criterios para un trastorno en particular.

La forma y la gravedad de los síntomas puede variar de un momento a otro.

La característica predominante de los síntomas debe especificarse:

- *Reacción depresiva breve:* estado depresivo leve y transitorio de duración no superior a 1 mes.
- *Reacción depresiva prolongada:* estado depresivo leve que aparece como respuesta a una exposición prolongada a una situación estresante pero cuya duración no excede los dos años.
- *Reacción mixta de ansiedad y depresión:* destacan los síntomas de ansiedad y depresión pero con niveles de gravedad no superiores a los especificados para cualquier trastorno de ansiedad.
- *Con predominio de alteración de otras emociones:* los síntomas corresponden a varios tipos de emociones tales como ansiedad, depresión, preocupación, tensión e ira.

Los síntomas de ansiedad y depresión pueden satisfacer los criterios de trastorno mixto de ansiedad-depresión pero no son tan predominantes como para que pueda hacerse un diagnóstico de trastorno de ansiedad o depresión más específico.

Esta categoría debe utilizarse también para reacciones en la infancia en las cuales se hallen presentes comportamientos regresivos como *enuresis nocturna* o chuparse el pulgar.

- *Con predominio de alteraciones disociales:* el trastorno más sobresaliente afecta el comportamiento disocial. Por ejemplo, en el caso de una reacción de duelo en la que un adolescente se comporta de un modo inadecuado o agresivo.

- *Con alteraciones de las emociones y disociales mixtas:* las características más destacadas son los síntomas emocionales y los *trastornos disociales* del comportamiento.
- *Con otros síntomas predominantes especificados.*

C. Los síntomas no persisten más de 6 meses tras la finalización del estrés o sus consecuencias, a excepción de reacción depresiva prolongada.

Evolución y pronóstico

En general el pronóstico es bueno si el tratamiento es adecuado. Los pacientes suelen recuperar su nivel de funcionamiento previo en unos 3 meses.

Los adolescentes suelen necesitar más tiempo que los adultos para recuperarse y pueden desarrollar con más facilidad trastornos del estado de ánimo o abuso de sustancias.

CURSO Y PRONÓSTICO
DE LA DEPRESIÓN

Aquella noche el recuerdo estaba aún en carne viva. O mejor: ni siquiera era un recuerdo todavía, sino la sucesión interminable de una imagen que seguía habitando en mi mirada. Yo estaba ahí, junto a la cama, completamente a oscuras, definitivamente roto ya por el cansancio y por el sueño y no sé si decidido o resignado a enfrentarme de una vez a la infinita soledad que, desde hacía varias noches, me esperaba entre estas sábanas.

Julio Llamazares, *La lluvia amarilla.*

¿CUÁL ES LA EVOLUCIÓN DE LOS EPISODIOS DEPRESIVOS MAYORES? GENERALIDADES

El curso del trastorno depresivo mayor es muy variable. Algunos pacientes presentan un episodio único (menos del 50 por 100 de los casos); otros se caracterizan por múltiples recurrencias; y el 20 por 100 se cronifican. El 5-10 por 100 desarrollarán episodios maníacos. Hasta el 15 por 100 de las depresiones moderadas-severas se suicidan.

Con un tratamiento adecuado los episodios de la depresión unipolar duran como media de 3 a 4 meses. Sin tratamiento o con un tratamiento inadecuado se prolongan unos 6-12 meses aunque pueden durar incluso años.

La mayoría de los pacientes se recuperan del episodio aunque las recaídas son frecuentes.

¿CUÁLES SON LOS TIPOS DE DEPRESIÓN SEGÚN SU EVOLUCIÓN EN EL TIEMPO?

Nos basamos en los criterios propuestos por la Sociedad Española de Psiquiatría en 1997:

- **Episodio:** es el período de tiempo durante el que el paciente presenta los síntomas que satisfacen los criterios diagnósticos de *depresión mayor.*
- **Remisión parcial:** el paciente mejora durante un tiempo limitado y deja de cumplir los criterios diagnósticos de depresión mayor pero todavía presenta síntomas residuales.

- **Remisión completa:** el paciente mejora hasta quedar asintomático (libre de síntomas).
- **Recuperación:** período asintomático (sin síntomas) suficientemente duradero como para considerar que el episodio ha terminado. Habitualmente se suele establecer entre 4-6 meses.
- **Recaída:** reagudización de la sintomatología de forma que se vuelven a cumplir los criterios diagnósticos de depresión mayor, que aparecen durante la remisión pero antes de la recuperación.
- **Recurrencia:** presentación de un nuevo episodio después de haberse producido la recuperación.

¿CUÁL ES EL PRONÓSTICO DE LOS DIFERENTES TIPOS DE EPISODIOS DEPRESIVOS?

Según la gravedad los episodios depresivos tienen distinta evolución. Vamos a resumir la evolución en el siguiente esquema:

- **Leve:** estos episodios sólo presentan 4 síntomas depresivos de los síntomas diagnósticos de la CIE-10. Presenta incapacidad (laboral, social, familiar...) leve o sin incapacidad. Estos cuadros presentan mejor pronóstico.
- **Moderada:** presentan entre 5 y 6 síntomas. Hay incapacidad entre leve y grave.
- **Grave:** presentan la mayoría de los síntomas depresivos (al menos 7). Presentan incapacidad funcional severa.

¿CUÁLES SON LOS FACTORES DE MAL PRONÓSTICO?

Los factores de mal pronóstico de la depresión mayor son:

- Gravedad clínica de la depresión.
- Sexo femenino.
- Edad avanzada.
- Bajo nivel educativo.
- Escaso apoyo sociofamiliar.
- Trastornos de la personalidad.
- Presencia de consumo de sustancias.

TRATAMIENTO

Así es ella ahora. Sus ojos brillan de alegría, su voz es un canto que no cesa nunca. Habla y sonríe siempre: ¡es verdaderamente hermosa! Hasta ahora, su belleza me dejó perpleja. ¡Era tan distinta de todo lo que había conocido! Pero se ha revelado. ¡De sus ojos desvanecióse la negra melancolía! Estos resplandecen, azules como el mar, bajo un cielo sereno.

Pearl S. Buck, *Viento del Este, Viento del Oeste.*

PRINCIPIOS GENERALES DEL TRATAMIENTO

Es importante que los pacientes que padecen una depresión sepan que padecen una enfermedad (un trastorno depresivo), que es muy frecuente y que los tratamientos disponibles son eficaces y seguros.

El paciente debe saber que el efecto de los antidepresivos no es inmediato; por lo general se produce una mejoría a partir de la segunda o tercera semana de iniciar el tratamiento.

La mayoría de los pacientes deprimidos pueden recuperarse por completo y reincorporarse a un ritmo de vida normal y satisfactorio tras un tratamiento adecuado. Prácticamente en todos los casos se pueden conseguir mejorías importantes.

La mayoría de los casos de depresión son diagnosticados y tratados por el médico de atención primaria. Y existen centros de salud mental con psiquiatras especializados en el manejo ambulatorio de las patologías psiquiátricas más frecuentes entre las que se encuentran las depresiones.

Las posibilidades terapéuticas, de las que hablaremos ampliamente más adelante, abarcan desde el tratamiento con fármacos, la *psicoterapia* y/o una mezcla de ambas, hasta la terapia electroconvulsiva o *electroshock* que tiene unas indicaciones muy precisas y unos efectos muy beneficiosos sobre los pacientes en los que está indicado.

La sensación de desamparo y desesperanza que acompaña a los pacientes deprimidos puede hacerles pensar que padecen una «enfermedad incurable». A pesar del escepticismo de algunos pacientes existen tratamientos eficaces. Es importante señalar que cuanto antes se inicie el tratamiento más eficaz será y habrá mayor probabilidad de prevenir recaídas graves.

El tratamiento no elimina las circunstancias estresantes de los pacientes, ni soluciona los problemas personales o familiares pero ayuda a mejorar la capacidad de cada uno a enfrentarse a ellos.

¿POR QUÉ ES IMPORTANTE BUSCAR TRATAMIENTO PARA LA DEPRESIÓN?

La respuesta más importante a esta pregunta es que la depresión es tratable. De hecho, entre el 80 por 100 y el 90 por 100 de los casos de depresión pueden tratarse con éxito con uno o más tratamientos de los que tenemos disponibles en la actualidad.

También es importante señalar que buscar tratamiento temprano en el curso de un episodio depresivo puede ayudar a evitar que la enfermedad se vuelva más severa o que se haga crónica.

El tratamiento, principalmente el farmacológico, puede evitar la *recurrencia* de la depresión. Aproximadamente, la mitad de los pacientes que han tenido un episodio depresivo sufrirá un segundo episodio. Después de padecer dos episodios sin tratamiento las probabilidades de tener un tercer episodio (es decir, de llegar a la *depresión recurrente*) son mayores aún; y después de tres episodios depresivos las probabilidades de un cuarto episodio son de un 90 por 100. El tratamiento puede ayudar a interrumpir este patrón.

El tratamiento, además, puede evitar la consecuencia más temida de la depresión: el suicidio. Si la depresión se diagnostica y se trata de forma eficaz, el suicidio puede evitarse en un porcentaje muy elevado de casos.

¿CUÁLES SON LOS PASOS QUE DEBEMOS SEGUIR ANTE LA SOSPECHA DE DEPRESIÓN EN UN FAMILIAR O EN UNO MISMO?

En general el proceso que sigue un paciente deprimido sería el que mostramos en el siguiente esquema:

El paciente, la familia

Se identifican en el paciente, él mismo, sus familiares o allegados, síntomas depresivos. Estos síntomas empiezan a afectar sus actividades cotidianas, interfieren en el trabajo, en la relación con familia y amigos, se empiezan a tener pensamientos de que los demás estarían mejor sin nosotros...

Estos síntomas persisten a pesar de las ganas de luchar por salir de esta situación. O se presentan dolores inespecíficos, dificultades para dormir, pérdida de apetito...

MÉDICO ATENCIÓN PRIMARIA

La atención primaria se considera el nivel primario de atención en todos los ámbitos de la salud, incluidos los trastornos mentales. Desde aquí se fomentan pautas de conducta saludables, se elaboran protocolos de detección precoz de las patologías, el tratamiento, el seguimiento y la prevención de recurrencias. Todo ello es crucial para el pronóstico de los enfermos, sea cual sea la patología, psiquiátrica o no, que presenten.

Además los médicos de atención primaria establecen una relación continua con el paciente y su familia, fundamental para el manejo de cualquier tipo de patología y esencial en los trastornos depresivos.

Se calcula que la prevalencia mensual de depresión mayor en las consultas de atención primaria es del 5-10 por 100.

En el tema que nos ocupa constituye el paso inicial y es el primer escalón del manejo de los trastornos depresivos. El médico de atención primaria hará una aproximación al diagnóstico, un seguimiento e instaurará un tratamiento adecuado a los síntomas y al resto de patologías que presente.

Desde la atención primaria se puede hacer una valoración completa inicial e iniciar un tratamiento suficiente y necesario para combatir este estado.

CENTROS DE SALUD MENTAL

Cuando el médico de atención primaria considere necesario, cuando el paciente no mejore, presente riesgo vital, los síntomas sean graves, presente un trastorno maníaco, la respuesta al tratamiento sea insuficiente o cuando el propio paciente lo solicite se podrá derivar para su valoración y manejo en los centros de salud mental adscritos a su Centro de Salud.

En estos centros de salud mental trabajan equipos de psiquiatras, psicólogos, enfermeros y asistentes sociales especializados y realizan un tratamiento ambulatorio extrahospitalario y un seguimiento según las necesidades personales de cada paciente.

SERVICIO DE URGENCIAS PSIQUIÁTRICAS.
SERVICIO DE HOSPITALIZACIÓN DE PSIQUIATRÍA

En los casos más graves, presencia de ideas autolíticas o ante la imposibilidad de manejo ambulatorio se solicitará valoración por el servicio de urgencias psiquiátricas del hospital al que esté adscrito. Desde allí se valorará la necesidad o no de ingreso en el servicio hospitalario de psiquiatría hasta que el paciente mejore.

Lo habitual es que el paciente sea manejado de forma ambulatoria: sólo 1 de cada 100 pacientes deprimidos requerirá ingreso a causa de un trastorno depresivo.

¿EN QUÉ CONSISTE UNA ENTREVISTA PSIQUIÁTRICA?

Cuando acudimos al psiquiatra del centro de salud mental la valoración inicial de nuestra sintomatología se realiza a través de una entrevista psiquiátrica.

La entrevista psiquiátrica es el arma fundamental para la valoración y el diagnóstico del episodio depresivo.

Vamos a mostrar en qué consiste una entrevista psiquiátrica estándar, o las visitas a un psiquiatra para quitar el miedo o las ideas preconcebidas que muchas de las personas tienen ante la imagen de un psiquiatra. Hablamos de una entrevista estándar, un prototipo de entrevista; cómo se desarrolle la entrevista dependerá tanto del psiquiatra como del paciente y de las circunstancias que le rodeen.

A estas entrevistas se puede acudir solo o bien acompañado de un familiar o un amigo. La primera entrevista suele ser más larga y durar alrededor de una hora. Las preguntas que se realicen serán prácticas y fáciles de contestar.

El psiquiatra empezará preguntando sobre aspectos generales de su vida, las enfermedades padecidas, los tratamientos que esté tomando, episodios depresivos previos, etc. para continuar hablando sobre su situación actual, sobre cómo se ha desarrollado el episodio depresivo que padece en este momento, sobre el modo en que el ánimo deprimido afecta a su vida y a todo lo que le rodea, si ha tomado algún tratamiento para la depresión con anterioridad...

En entrevistas posteriores se irán descubriendo aspectos personales de su vida: la infancia, la adolescencia, la relación de pareja, la relación con padres, hijos, hermanos, amigos, el trabajo, lo que le preocupa, lo que le inquieta, sus proyectos, sus ilusiones, sus perspectivas de futuro...

A lo largo de la entrevista siempre se mantendrá un clima de confianza y de interés, el psiquiatra estimulará su confianza para hablar libremente y sin miedo acerca de su enfermedad y de su vida, dándole opción a que exponga todos los datos, hechos y observaciones que usted piense que serán de interés y que quiera compartir.

Todo lo que usted comente acerca de su vida, de su situación pasada y actual, de su enfermedad, de su sufrimiento... interesa al psiquiatra y le ayuda a conocerle más y a tener una perspectiva más rica y más amplia de lo que le ocurre, para, así, poder ayudarle mejor.

Todo transcurre dentro de un clima de confianza y de discreción, sabiendo que todo aquello de lo que se hable en esa consulta no saldrá de allí. Es fundamental saber que, en cualquier consulta de cualquier médico, siempre se respetará la confidencialidad y la intimidad, y que nada de lo dicho, padecido, ni situaciones ni enfermedades, se comentarán fuera de ella, ni con otras personas.

El psiquiatra recogerá toda la información, tanto la psicológica como la biográfica relatada por el paciente, para aprovechar todo el significado *personal* que tienen los síntomas y así lograr una visión más amplia y eficaz del trastorno que padece e instaurar el tratamiento más adecuado a su problema.

¿DE QUÉ POSIBILIDADES DE TERAPÉUTICAS DISPONEMOS?

Las posibilidades actuales para el manejo de la depresión son:

- Fármacos antidepresivos, ansiolíticos y estabilizadores del ánimo.
- Psicoterapia.
- Terapia electroconvulsiva o electroshock.
- Unidades de ingreso hospitalario.
- Guías de Autoayuda para familiares y enfermos.

A continuación hablaremos de los tratamientos disponibles, de los tipos de fármacos, de sus indicaciones, de sus efectos secundarios, de sus interacciones con otros fármacos, etc.

TRATAMIENTO FARMACOLÓGICO

¿Qué tipos de fármacos tenemos para el tratamiento de la depresión?

El tratamiento farmacológico de los pacientes deprimidos abarca los antidepresivos, los ansiolíticos y los fármacos reguladores del ánimo.

ANTIDEPRESIVOS

¿Qué son? Generalidades

Los antidepresivos son fármacos que mejoran los síntomas depresivos pero no son euforizantes, es decir, no elevan el ánimo en pacientes sanos. Ésta es la razón por la que los antidepresivos no crean adicción.

Se administran por vía oral, la mayoría una vez al día, en una toma única, generalmente por la mañana. Los que tienen más efecto sedante se administran por la noche ya que ayudará al paciente a poder dormir.

Su acción antidepresiva no aparece de forma inmediata tras la administración del fármaco: se necesitan de 2 a 3 semanas para empezar a notar una mejoría, y de 4 a 6 semanas para alcanzar su máximo efecto. Pero los efectos secundarios aparecen mucho antes.

Para prevenir recaídas se continúa el tratamiento con los antidepresivos unos 6 meses a partir del momento en que se controlen los síntomas.

Aunque no crean adicción se recomienda suspenderlos lentamente ya que su interrupción brusca puede provocar inquietud, ansiedad, náuseas e insomnio.

El uso de alcohol cuando se toman antidepresivos potencian su toxicidad y sus efectos adversos. Todos producen somnolencia, aunque sea muy leve, con lo que no se pueden minimizar los riesgos que conlleva a la hora de conducir y de manejar maquinaria peligrosa.

¿En quién están indicados?

La indicación principal es la *depresión* en cualquiera de sus formas: depresión mayor (unipolar y bipolar) y en la distimia. También están indicadas en algunos trastornos de ansiedad, en la bulimia nerviosa, en el insomnio, en los dolores crónicos, en la cefalea tensional...

¿Qué grupos de antidepresivos existen?

Hay varios pero los que se usan con más frecuencia son los siguientes:

- **Antidepresivos tricíclicos**

  ¿Cuáles son los más usados?

  Los más usados son la Imipramina (Tofranil), la Amitriptilina (Nobritol, Tryptizol)y la Clomipramina (Anafranil).

  ¿En quién están indicados?

  Son muy eficaces en depresiones graves, con una eficacia ampliamente demostrada. Se pueden usar en cualquier tipo de depresión, incluida la distimia, y en muchos de los trastornos de ansiedad.

  ¿Qué efectos secundarios presentan?

  Los más frecuentes: visión borrosa, sequedad de boca, estreñimiento, retención de orina, taquicardia, somnolencia, temblor, sudoración, confusión (sobre todo en ancianos), hipotensión, disfunción sexual, aumento de peso, arritmias cardíacas (pueden ser mortales en sobredosis).

  Contraindicaciones

  No deben usarse en: los ancianos, en la hipertrofia de próstata, en el glaucoma de ángulo cerrado, en el infarto agudo de miocardio reciente, en el embarazo y en la epilepsia.

- **Inhibidores selectivos de la recaptación de serotonina (ISRS)**
  ¿Qué son los ISRS?

  Estos fármacos han supuesto una revolución en el tratamiento de la depresión en los últimos años ya que presentan una eficacia similar a los antidepresivos clásicos (tricíclicos y ISRS) pero con muchísimos menos efectos secundarios, no son sedantes, no son letales ante una sobredosis (accidental o intencionada) y no potencian los efectos del alcohol.

  ¿Cuáles son los más usados?

  Los más usados en España son: la Fluoxetina (Prozac, Adofen y las fluoxetinas genéricas), la Paroxetina (Frosinor, Seroxat y Motivan), la Fluvoxamina (Dumirox), la Sertralina (Aremis y Besitran) y el Citalopram (Seropram y Prisdal).

  ¿Qué efectos secundarios presentan?

  Los efectos adversos más frecuentes son: cefalea, náuseas, vómitos, anorexia y diarrea. Otros efectos secundarios posibles son: insomnio, inquietud, ansiedad, agitación, temblor...

- **Inhibidores de la mono-amino-oxidasa (IMAO)**
  ¿Qué son?

  Son fármacos de efecto antidepresivo pero habitualmente no se usan como primera elección por sus efectos secundarios y por la cantidad de interacciones con otros fármacos y con determinadas comidas. La indicación actual donde el efecto de estos fármacos es superior al resto de antidepresivos es la *depresión con síntomas atípicos* y en la *fobia social grave.*

  ¿Cuáles son los más usados?

  Los IMAO que se usan son la Moclobemida (Manerix) y la Tranilcipromina (Parnate).

  ¿Qué efectos secundarios presentan?

  Los efectos secundarios generales más frecuentes: inquietud, sedación, ansiedad, insomnio, hipotensión, aumento de peso, disfunción sexual.

  El efecto secundario más importante es la crisis hipertensiva que aparece tras la ingesta de alimentos ricos en *tiramina* (a esta reacción también se la denomina «el efecto queso») y con determinados fármacos (descongestionantes nasales, anticatarrales, anestésicos locales...).

  Su uso con fármacos antidiabéticos orales aumenta el riesgo de hipoglucemias. Estos fármacos interaccionan con el alcohol y la cocaína, y con otros fármacos como la morfina, la petidina, la dopamina y otros antidepresivos, por lo que se recomienda no tomarlos conjuntamente.

¿Con qué alimentos interaccionan?

Los alimentos ricos en tiramina están prohibidos por el riesgo de desencadenar una crisis hipertensiva. Los alimentos ricos en tiramina deben suprimirse durante el tratamiento y al menos durante 2 semanas después de haberlo suprimido.

Estos alimentos ricos en tiramina son: las bebidas alcohólicas (en especial el vino tinto y la cerveza), los arenques, el caviar, el marisco, caracoles, setas, regaliz, chocolate y derivados, café y té en cantidades excesivas, embutidos ahumados, salchichas ahumadas, concentrados o extractos de carne (sopa en lata, cubitos de sopa), frutos cítricos y sus zumos, derivados fermentados de la leche, quesos curados, habas, alubias, plátanos, salsa de soja, aguacates, kiwi, uvas, fresas y fresones, *foie-gras* y patés, hígado, conservas de carne o pescado (tipo encurtidos, en escabeche, en adobo, ahumados o en salmuera) y frutos secos.

Recomendaciones generales en el uso de antidepresivos

- El efecto terapéutico de todos los antidepresivos tarda de 2 a 3 semanas en aparecer, pero los efectos secundarios aparecen mucho antes. No abandone, por este motivo, la medicación sin consultar antes con su médico.

- Los efectos secundarios que aparecen por el tratamiento con los antidepresivos suelen ser leves y no obligan a suspenderlos.

  Las molestias gastrointestinales (náuseas, vómitos, diarrea, estreñimiento) suelen desaparecer en los primeros días o semanas de tratamiento; si no ceden o son muy molestos consulte con su médico porque se pueden paliar con estrategias sencillas.

  El aumento de peso que se produce principalmente con los antidepresivos tricíclicos se maneja con dieta y aumento de ejercicio físico.

  Los efectos producidos por los antidepresivos tricíclicos como la boca seca, la retención de orina o la visión borrosa si son muy molestos puede que precisen el cambio del tipo de fármaco, sustituyendo el antidepresivo tricíclico por otro de similar eficacia.

  La disfunción sexual: se suele esperar un tiempo hasta que se produzca la tolerancia al fármaco; si no se produce mejoría y la respuesta al antidepresivo no es la adecuada, se indica un cambio de antidepresivo; si la respuesta es adecuada pero los síntomas de disfunción sexual no mejoran se suele intentar disminuir la dosis, o añadir otros fármacos.

La hipotensión y las alteraciones del ritmo cardíaco: se evitan los fármacos antidepresivos tricíclicos, sobre todo en pacientes ancianos con riesgo de caídas o con antecedentes de arritmias cardíacas.

- Si por su tipo de depresión tiene que tomar fármacos antidepresivos del tipo IMAO es fundamental que conozca los fármacos y los alimentos que no puede ingerir mientras esté tomando dicha medicación y siga una dieta estricta exenta de ellos.

Es importante que siempre avise de que toma estos fármacos y que sea consciente de que «fármacos» también son las pastillas para la tos, los antigripales, anticatarrales, etc. que se compran sin receta en las farmacias.

- Nunca deben retirarse de forma brusca.
- Evite el consumo de alcohol y el manejo de maquinaria peligrosa. No minimice los efectos sobre la conducción y el riesgo que conlleva: todos los antidepresivos producen sedación, aunque sea leve.

ANSIOLÍTICOS

Benzodiacepinas

¿Qué son?

Son fármacos que reducen la ansiedad. En dosis más altas producen sedación. Las acciones de las benzodiacepinas son: ansiolíticos, hipnóticos, relajantes musculares y anticonvulsivantes.

¿Para qué se usan?

En los pacientes depresivos se usan para el tratamiento concomitante de la ansiedad. En general deberían usarse sólo unos pocos días, casi nunca más de 2 o 3 semanas. Tratamientos más largos podrían producir *dependencia* (necesidad de tomar el fármaco para conseguir paliar la *disforia*, o sensación de displacer, que produce el no tomarlo) y *tolerancia* (necesidad de más cantidad de fármaco para conseguir el mismo efecto). En general se habla de tratamientos cortos (menos de 6 meses).

La *dependencia* se manifiesta por un *síndrome de abstinencia*. Para prevenirlo se recomienda evitar una retirada brusca del mismo; suele ser suficiente la retirada gradual. Nunca deben retirarse de forma brusca.

En la práctica médica habitual es frecuente que los pacientes precisen pequeñas dosis diarias de benzodiacepinas durante años sin que suponga problemas de dependencia ni de riesgo para ellos. Las benzodiacepinas no «intoxican», ni cambian al paciente, ni destruyen su personalidad. Son tratamientos eficaces y mejoran muchísimos sufrimientos de muchos pacientes.

Benzodiacepinas más usadas

Las benzodiacepinas más usadas son: Cloracepato dipotásico (Tranxilium), Diazepam (Valium), Alprazolam (Trankimazín), Bromazepam (Lexatin), Loracepam (Idalprem, Orfidal), Ketazolam (Sedotime).

Características de las benzodiacepinas

- Rapidez de acción incluso en la administración por vía oral.
- Eficacia en el alivio inmediato de los síntomas de ansiedad.
- Son fármacos muy eficaces y muy seguros. Según Massana, «*sólo es posible suicidarse con benzodiacepinas a condición de colocarse debajo del camión que las transporta.*» Esto tiene una implicación importante ya que, como hemos visto en el capítulo dedicado al *suicidio*, la mayoría de los *intentos autolíticos* se realizan tras la ingesta excesiva de estos fármacos.
- Los diferentes tipos de benzodiacepinas, aunque el mecanismo de acción es similar, tienen rasgos que las diferencian: unas tienen una vida más larga, otras tienen un efecto más intenso e inmediato pero el efecto dura menos tiempo, otras son hipnóticas (inducen sueño), etc.
- Los efectos secundarios son escasos: somnolencia, sedación...
- Los inconvenientes que presentan: posibilidad de dependencia leve tras el uso prolongado, estados confusionales en el paciente anciano, en algunos casos sólo sirven para tratar los síntomas y no la enfermedad de base, etc.
- El uso de alcohol con benzodiacepinas potencia sus efectos sedantes.

Contraindicaciones del uso de benzodiacepinas

No deben usarse en el embarazo, en la insuficiencia respiratoria grave, en los síndromes de apnea del sueño, en la demencia, en la miastenia gravis, en el alcoholismo, ni en la insuficiencia renal o hepática.

ESTABILIZADORES DEL ESTADO DE ÁNIMO

Litio (Plenur)

¿Qué son los fármacos estabilizadores del estado de ánimo?

Son fármacos que se usan para prevenir las recurrencias de los episodios maníacos en los trastornos afectivos bipolares y para el tratamiento de la manía aguda.

Es necesario mantener una concentración de litio en sangre para que el tratamiento sea efectivo. Por ello es necesario medir los niveles de litio en sangre y ajustar la dosis del fármaco según el resultado.

El tratamiento se prescribe por un tiempo bastante prolongado, habitualmente de 3 a 5 años, aunque a veces se instaura de por vida.

Es fundamental que el paciente que tome litio sepa por qué y para qué lo toma, que conozca los efectos secundarios más frecuentes, la toxicidad que se puede producir cuando los niveles sanguíneos de litio sobrepasan los niveles recomendados, que sepa que es imprescindible que se ajuste estrictamente a la dosis prescrita, que se realice los controles necesarios y que deba consultar siempre con su médico ante la sospecha de intoxicación por litio por ejemplo tras diarrea, gastroenteritis, deshidratación por fiebre, etc.

Este fármaco no debe suspenderse de forma brusca ya que se puede producir labilidad emocional, irritabilidad, y, en ocasiones, recaída de una fase maníaca.

¿Qué pruebas de seguimiento hay que realizar durante el tratamiento con litio?

Se realizan: niveles de litio en sangre cada 6 semanas y pruebas de función tiroidea y renal cada 6 meses.

Efectos secundarios

- Efectos que aparecen tras empezar el tratamiento: aumento de la diuresis, temblor, diarrea, boca seca, sabor metálico, debilidad y fatiga. Estos efectos, sobre todo el temblor y la diarrea, suelen desaparecer con el tiempo.
- Efectos que aparecen más tarde:
- Temblor leve: es muy frecuente y casi todos los pacientes se acostumbran a él. Si es muy molesto se puede tratar. Si es muy intenso se considera signo de *toxicidad*.
- *Poliuria* y *polidipsia:* aumento de la sensación de sed con aumento de la ingesta de agua y de la diuresis.
- *Hipotiroidismo:* es muy frecuente, aparece hasta en el 20 por 100 de las mujeres que toman litio. Por ello es necesario que se realicen pruebas de función tiroidea cada 6 meses y que se instaure tratamiento con tiroxina si aparece un hipotiroidismo y es necesario mantener el tratamiento con litio.
- Alteraciones de la memoria: habitualmente se manifiesta con pequeños olvidos o no recordar nombres. La causa de ello es desconocida.

- Efectos que aparecen a largo plazo: *efectos renales* a largo plazo. Se produce un trastorno persistente de la capacidad de concentrar la orina en el 10 por 100 de los pacientes que toman litio. Es raro que se produzcan alteraciones renales en pacientes con función renal normal antes de iniciar el tratamiento siempre que los niveles de litio no superen los 1,2 mmol/litro. De todas formas se realizan pruebas de función renal cada 6 meses.

Toxicidad por litio

Se considera una verdadera urgencia médica porque el cuadro de intoxicación por litio conlleva convulsiones, coma e incluso la muerte. La mayoría de los pacientes se recuperan sin secuelas cuando se normalizan los niveles en sangre, pero en algunos casos las lesiones neurológicas son permanentes y en otros casos se puede producir la muerte.

Los síntomas de toxicidad por litio son consecuencia del nivel elevado de litio en sangre. Son síntomas que se instauran de forma progresiva.

La sospecha de toxicidad por litio: náuseas y vómitos, diarrea, anorexia, temblor intenso, calambres musculares, confusión, coma, convulsiones, insuficiencia renal, *disartria* (alteración de la articulación del lenguaje), vértigos, falta de coordinación, sed excesiva.

Contraindicaciones

Se contraindica su uso en pacientes con insuficiencia renal, insuficiencia cardíaca, infarto de miocardio reciente, diarrea crónica, niños y primer trimestre del embarazo. Tampoco deben usarse en pacientes que no puedan tomar las precauciones necesarias de control del fármaco para prevenir toxicidad.

Teratogénesis: efectos sobre el feto

El litio atraviesa la placenta y produce malformaciones fetales generalmente cardíacas. Y pasa a leche materna, por lo que se recomienda la lactancia artificial.

PSICOTERAPIA

Las terapias psicológicas para el tratamiento de la depresión más usadas en el tratamiento de la depresión son la *psicoterapia de apoyo* y la *terapia cognitivo conductual.*

LA PSICOTERAPIA DE APOYO

¿Qué es? ¿En qué consiste? ¿Quién la realiza?

Es la forma más frecuente de psicoterapia y puede resultar útil en todos los tipos de depresión. En este tipo de terapia el terapeuta escucha al paciente y le ayuda a organizar sus pensamientos y sus sentimientos reconsiderando cómo se ve el paciente a sí mismo. Es decir, la terapia permite al paciente sacar sus propias conclusiones en lugar de basarse en las interpretaciones del terapeuta.

Su eficacia depende de la capacidad del terapeuta para mostrar calidez, cercanía, preocupación, comprensión, confianza, ánimo y aceptación, así como de la capacidad de dar al paciente la posibilidad de hablar con libertad de lo que le ocurre.

Este es el método más frecuente y efectivo para la mayoría de las depresiones leves. Aquí, la escucha activa es más importante que cualquier tipo de consejo que se pueda dar.

Y la comunicación no verbal: los gestos, las miradas, un apretón de manos, ofrecer un pañuelo para secar las lágrimas, apoyar una mano en el hombro del paciente, etc. Además, no es necesario ni siquiera personal entrenado; sólo se necesita tiempo, empatía con el paciente y ganas de escuchar, nada más.

La mayoría de los médicos de atención primaria realizan este tipo de técnica cuando dan apoyo emocional, consejo o asesoramiento a sus pacientes intentando transmitirles esa sensación de calor, de confianza, de preocupación por lo que le pasa y de cercanía.

LA TERAPIA COGNITIVO CONDUCTUAL

¿Qué es?

La terapia cognitivo conductual fue desarrollada como tratamiento para la depresión por el psiquiatra Aaron Beck en 1979. Sus teorías se basaron en la idea de que los pensamientos negativos no son un mero síntoma de la depresión, sino uno de los principales factores que la perpetúan.

¿En qué consiste?

El objetivo de esta terapia está en enseñar a los pacientes a que se cuestionen sus propias creencias y eliminen los pensamientos negativos.

Es una técnica con una eficacia ampliamente demostrada y se presenta como uno de los tratamientos psicológicos más empleados y más influyentes para el manejo de la depresión.

Según Beck las *experiencias* de la vida hacen que los pacientes se formen *suposiciones* o *esquemas sobre sí mismos* y *sobre el mundo* que les rodea, y se usan después para regir el comportamiento de las personas.

La capacidad para prevenir y comprender las propias experiencias es útil y necesaria para el funcionamiento normal del individuo.

Sin embargo, algunas de estas *suposiciones* son rígidas, extremas y resistentes al cambio, y, por tanto, contraproducentes para el funcionamiento del individuo. Estas *suposiciones* son las que hacen referencia a lo que cada persona necesita para ser feliz y a lo que deben hacer para sentirse útiles.

Ejemplos de suposiciones típicas implicadas en la depresión:

- Si alguien piensa algo malo sobre mí no puedo ser feliz.
- Para ser una persona útil debo hacer bien todo lo que emprendo.
- Mi valor depende de lo que otras personas piensen sobre mí.
- No está bien enfadarse, aún peor expresarlo, especialmente con alguien a quien quiero.
- Como persona soy inferior a los demás, todos los demás son siempre mejores que yo.
- Los demás me rechazarán a menos que haga lo que ellos quieran.
- Debo intentar complacer a todo el mundo todo el tiempo y asumir un papel conciliador.

Las personas pueden vivir felices basándose en estas suposiciones hasta que tiene lugar un acontecimiento vital estresante pero congruente con las creencias del individuo. Por ejemplo, en la creencia de que «todo mi valor personal depende del éxito», si se produce un fracaso, se puede producir una depresión. Otro ejemplo: la creencia de que «el amor es esencial para ser feliz», ante una ruptura sentimental, un divorcio o un fracaso amoroso surgirá una depresión.

Cuando las *suposiciones disfuncionales o contraproducentes* se han activado por los acontecimientos vitales se produce una cascada de pensamientos automáticos negativos (porque están asociados a emociones desagradables y porque aparecen en la mente sin un razonamiento deliberado). Estos PAN (pensamientos automáticos negativos) dan lugar a los síntomas de la depresión: disminución de la actividad, retraimiento social, pérdida del interés, ansiedad, culpabilidad, dificultad de concentración, indecisión, pérdida de apetito, alteraciones del sueño...

El contenido de los pensamientos depresivos según Beck conlleva a una visión negativa y distorsionada de uno mismo («soy un inútil»), de la experiencia actual («nada de lo que hago me sale bien») y del futuro («nunca mejoraré»).

Los pacientes deprimidos tienden a prestar atención selectivamente a los acontecimientos que potencian la visión negativa que tienen de sí mismos e interpretan sus experiencias como evidencia de fracaso. Como resultado se entra en un círculo vicioso: los PAN alimentan al estado de ánimo deprimido y viceversa.

El terapeuta intenta romper este círculo vicioso enseñando a los pacientes a cuestionar sus pensamientos automáticos negativos y a desafiar las suposiciones rígidas en las que se basan.

En un principio la persona todavía no es consciente de lo que le pasa debido al carácter inconsciente de los esquemas o suposiciones subyacentes del individuo.

Para que la terapia tenga éxito es esencial la colaboración del paciente. Se pide a los pacientes que realicen ciertas tareas, como llevar un registro de actividades y sentimientos asociados de placer y de logro, anotando los pensamientos negativos según vayan surgiendo, e intentar generar pensamientos alternativos positivos como respuesta a estos.

TERAPIA ELECTROCONVULSIVA

¿QUÉ ES?

La terapia electroconvulsiva consiste en la aplicación de una pequeña corriente eléctrica en el cerebro, bajo anestesia general, con el objetivo de provocarle una actividad epiléptica.

El efecto terapéutico depende de esta actividad epiléptica cerebral. Se cree que es debido a los cambios que produce en los *neurotransmisores cerebrales* (*noradrenalina* y *serotonina*).

A los pocos minutos tras la aplicación de la terapia electroconvulsiva el paciente despierta de la anestesia y recupera el conocimiento.

Generalmente se aplica un par de veces por semana hasta un total de 6-12 sesiones, según la respuesta. Por lo general se necesitan 2 ó 3 sesiones para que empiece a aparecer la respuesta.

La terapia electroconvulsiva tiene un efecto más rápido que los antidepresivos en los episodios de depresión de mayor gravedad, y se empieza a notar mejoría a los días-semanas de iniciado el tratamiento. A los 3 meses, los resultados de antidepresivos y terapia electroconvulsiva son similares.

Es segura y efectiva en el tratamiento de trastornos afectivos graves en los que el riesgo de suicidio es muy elevado o cuando se necesita una respuesta rápida al tratamiento antidepresivo si se considera que la depresión pone en riesgo la vida del paciente.

¿CUÁLES SON SUS INDICACIONES?

La terapia electroconvulsiva tiene unas indicaciones muy precisas. Las principales indicaciones en la *depresión* son:

- Cuando se necesita una respuesta rápida
- Existencia de amenaza vital en depresiones graves porque el paciente se niegue a comer y beber, o porque presente ideación suicida muy intensa.
- En las psicosis puerperales, donde es muy importante que la madre se ocupe del bebé lo antes posible.
- Trastornos depresivos persistentes, tras la ausencia de respuesta al completo con antidepresivos.

¿QUÉ EFECTOS SECUNDARIOS TIENE?

A pesar de la mala fama que tiene esta técnica los efectos secundarios son escasos. La mayoría de los efectos se reducen a cefaleas, náuseas y confusión leve tras la sesión pero que ceden en una hora aproximadamente. Otros de los efectos tienen relación con el procedimiento anestésico.

La mortalidad producida por la terapia electroconvulsiva es de aproximadamente 4 casos por cada 100.000 tratamientos, similar a la que se produce en los procedimientos en los que se emplea anestesia para cirugías menores. La mayoría de los casos de mortalidad se dan en pacientes con riesgo quirúrgico elevado, como en las enfermedades cardiovasculares.

Los pacientes suelen estar preocupados por la posibilidad de una pérdida de memoria a largo plazo tras la terapia electroconvulsiva. Estos problemas de memoria serían, por ejemplo, la dificultad para recordar nombres, para fijar información nueva, etc.

En realidad, tras muchos estudios llevados a cabo para aclarar este problema, aún no se ha confirmado que la terapia electroconvulsiva sea la causante de alteraciones de la memoria. Generalmente las alteraciones de memoria aparecen en pacientes con *depresión persistente*, por lo que se sugiere que esté más en relación con la depresión que con la terapia; y en pacientes de edad avanzada que presentan un trastorno depresivo acompañado de una demencia, en los que la pérdida de memoria estaría más en relación con dichos procesos.

¿EN QUIÉN ESTÁ CONTRAINDICADO?

No existen contraindicaciones absolutas, sino situaciones asociadas a un riesgo mayor de complicaciones. Por lo general se habla de contraindicaciones a las propias de cualquier tipo de anestesia, a las enfermedades cardíacas graves, al infarto de miocardio reciente, a los aneurismas cerebrales, las hemorragias intracraneales recientes, a la hipertensión intracraneal, etc.

AUTOAYUDA

Los tratamientos farmacológicos descritos son fundamentales para la mejoría de la depresión pero los siguientes consejos le servirán para afrontar mejor la situación que está viviendo:

- No se asuste por los síntomas depresivos, todos son consecuencia de la enfermedad que padece. Conocer qué síntomas padece le ayudará a comprender mejor el proceso que está viviendo.

  Cuando una persona está deprimida puede tener problemas de concentración, de memoria, que se olvide de lo que acaba de leer en el periódico o de lo que acaba de ver en la tele.

  Por la mañana puede tener sentimientos de angustia o de miedo ante el día que se le tiene por delante, aunque aparentemente sea un día normal para el resto de la gente.

  Quizá presente dolores inespecíficos, duerma mal o se levante por las mañanas con la sensación de haber descansado lo suficiente.

  Puede sentirse sin ganas de hacer nada, desesperado, culpable, inútil, sin interés por las cosas que antes le producían placer, sin ganas de comer, sin energía...

- No pase solo esta situación, no se guarde los problemas, si tiene problemas, si hay malas noticias, incluso si tiene ganas de llorar, intente compartirlo con las personas cercanas, con los familiares, los amigos... Le ayudará a sentirse más aliviado. No pierda las amistades, manténgalas aunque no le apetezca ver a nadie. Aunque no lo crea, estar con amigos, aún en silencio, el sentirse querido y apoyado le hará aumentar la confianza y la autoestima.

- Haga ejercicio físico: realice algún tipo de ejercicio suave, salga a pasear. Le ayudará a mantenerse en forma y además, puede que le ayude a dormir mejor.

- Mantenga la rutina habitual o las actividades que realizaba previamente. Estas actividades, por muy rutinarias que le parezcan, le distraerán y podrá olvidar, aunque sea por un tiempo, los pensamientos o sentimientos tristes.

- Concentre su atención en otras cosas, haga algo que le mantenga ocupado, realice actividades en las que necesite concentrarse (leer,

hacer puzzles, crucigramas, operaciones de cálculo mental...).
Una persona deprimida suele exagerar los problemas, y situaciones simples pueden acabar pareciéndole insuperables. Si ocupa la mente en actividades distintas a estar todo el día dándole vueltas a los pensamientos negativos se sentirá mucho mejor.

- Los pensamientos pesimistas le hacen infravalorarse y que subestime sus cualidades positivas y su capacidad de afrontar problemas. Intente conseguir una visión más realista de lo que le pasa. Recuerde momentos agradables del pasado que ha vivido y planeé mas para el futuro. Manténgase ocupado la mayor parte del día. Hable con amigos, con familiares; pero no hable sólo de sentimientos tristes o desagradables, le puede producir alivio, pero le ayudará más enfrentarse a las situaciones. Haga una lista de sus mejores cualidades y vaya añadiendo más poco a poco; cuando se encierre en sus pensamientos negativos, saque la lista y léala.

- Mantenga una dieta sana y equilibrada, aunque no le apetezca comer. Si deja de comer a causa de su depresión, la pérdida de peso y de vitaminas hará que las cosas empeoren. No abuse del café, del té o de los refrescos de cola. Todas estas bebidas le pondrán más nervioso.

- No beba alcohol ni lo ponga como excusa para olvidar sus penas. El alcohol puede aliviarle algo inicialmente, pero en realidad es un depresor del estado de ánimo y su consumo incluso acabará deprimiéndole más. Además, el alcohol produce aislamiento, le impedirá ver las cosas con más realismo y claridad, le impedirá buscar ayuda y le empeorará su salud física.

- No se preocupe demasiado si no puede dormir, no se obsesione. Lea un rato, escuche la radio, vea la televisión, pasee un rato... Acuéstese siempre a la misma hora para acostumbrar a su organismo, evite dormir durante el día, reduzca las horas de la siesta, estará más cansado por la noche. No tome café o té, ni alcohol o tabaco antes de acostarse. Practique técnicas de relajación. Procure que su habitación sea cálida y que se encuentre cómodo en ella. Acabará durmiéndose.

- Recuerde que está sufriendo una depresión, una enfermedad que mucha gente padece y de la que la mayoría se ha recuperado. Y que usted superará como lo hicieron ellos antes. Aunque le parezca imposible, una experiencia de este tipo puede hacer que, cuando salga de ella, se sienta más fuerte y con más ganas de vivir, de afrontar situaciones que antes de padecerla.

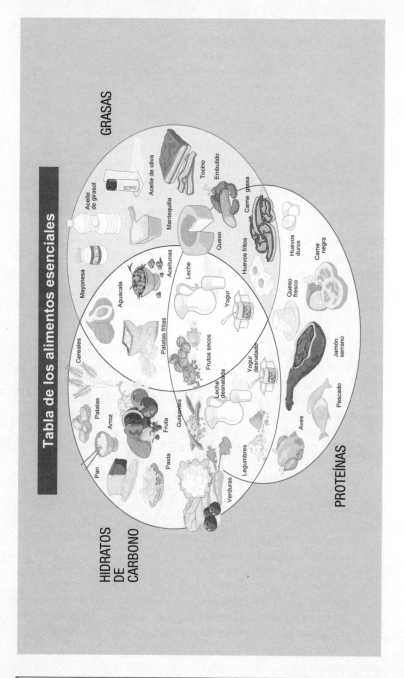

Tabla de los alimentos esenciales

GRASAS

HIDRATOS DE CARBONO

PROTEÍNAS

GENERALIDADES DEL TRATAMIENTO ANTIDEPRESIVO EN SITUACIONES ESPECIALES

NIÑOS

Por lo general, la mayoría de los trastornos psiquiátricos de los niños, incluida la depresión, se tratan sin medicación.

El tratamiento se basa en disminuir en la medida de lo posible las circunstancias estresantes que rodean al niño y en ayudar al niño a que hable de sus síntomas. Estas medidas suelen mejorar el problema.

Si no mejora y el trastorno es grave, se considerará el tratamiento con fármacos. Se debe reservar para niños mayores con un diagnóstico firme de depresión grave y ser instaurado por un psiquiatra especializado y que vigile su evolución.

MUJERES EMBARAZADAS

Hay que evitar en lo posible los psicofármacos en el primer trimestre del embarazo por riesgo de *teratogénesis* (malformaciones del feto).

- Si una mujer en edad fértil necesita tomar psicofármacos se le recomendará el uso de métodos anticonceptivos mientras estos fármacos sean esenciales, para prevenir la aparición de un embarazo mientras los esté tomando.
- Si la paciente ya está embarazada y el uso de fármacos es esencial se valorarán con la paciente los riesgos y los beneficios de la medicación y se usarán fármacos seguros que no tengan una evidencia firme de teratogenicidad.
- Si la paciente queda embarazada mientras toma la medicación habrá que sopesar el riesgo de recaída frente a la posibilidad de malformaciones en el feto.

En general:

- *Antidepresivos:* si son imprescindibles, no existe evidencia firme de teratogenicidad con la imipramina y la amitriptilina.
- *Ansiolíticos:* casi nunca son imprescindibles en el primer trimestre del embarazo. Usar tratamiento psicológico como alternativa. Su uso en el embarazo se relaciona con la aparición con la aparición de *labio leporino.*
- *Litio:* el riesgo de malformaciones cardíacas fetales es muy alto. La anticoncepción es fundamental en estas pacientes mientras tomen el fármaco. Si la paciente quiere quedarse embarazada, lo más recomendable es dejar pasar al menos 1 mes entre la retirada del litio y la de los métodos anticonceptivos.

LACTANCIA

La mayoría de los psicofármacos pasan a la leche materna y no se descarta la posibilidad de que se pueda afectar el desarrollo cerebral.

Algunos ansiolíticos como las benzodiacepinas pasan a la leche materna y producen sedación en los recién nacidos.

En el caso de que la medicación sea necesaria para la madre se suele recurrir a la lactancia artificial para evitar el riesgo de aparición de lesiones.

ENFERMEDADES MÉDICAS CONCOMITANTES

Se debe ser muy cuidadoso con el uso de psicofármacos en pacientes con enfermedades médicas concomitantes; sobre todo con los trastornos renales y hepáticos ya que la mayoría de estos fármacos se metabolizan y excretan por vía hepática y renal.

PACIENTES ANCIANOS

Por lo general, los pacientes ancianos suelen ser más sensibles a los efectos secundarios, además de que las funciones hepática y renal pueden estar disminuidas. En estos pacientes se suele empezar con dosis más bajas que en los adultos con la misma patología.

¿DEBE EL PACIENTE DEPRIMIDO CONTINUAR TRABAJANDO?

Si la depresión es leve, la actividad laboral puede ser una distracción para el paciente ante los pensamientos depresivos y favorece que no aparezca el aislamiento.

Si la depresión es más grave, el enlentecimiento, las dificultades de concentración y la disminución del rendimiento pueden agravar los síntomas de desesperanza.

En cada paciente deben considerarse una serie de actividades adecuadas a sus situaciones concretas. Los pacientes depresivos abandonan las actividades personales, sociales, laborales, etc. y se aíslan del resto de la gente. Esta actitud puede agravar los sentimientos de tristeza ya que quedan aislados, privados de estímulos sociales y de experiencias gratas.

Es importante que los pacientes realicen algún tipo de actividad, pero también que no sean presionados u obligados a hacer actividades en las que puedan fracasar debido al enlentecimiento o a la falta de concentración.

EL PAPEL DE LA FAMILIA

La encontró en la cama, llorando, tapándose con la manta la cabeza. Los criados le dijeron que llevaba varios días así, sin comer, ni hablar con nadie, ni ver la luz. Entonces, él se acercó a aquel bulto que se agitaba bajo la ropa, y puso la mano encima, e imploró:

—No puede dejarme así, Mariana. La necesito.

Y Mariana sintió como si una fuerza muy grande tirase de ella, como si Felicia se le hubiera metido por dentro —igual que la madre antaño— para que ella no se muriese de pena, para que no se ahogase en aquella soledad y aquella pena tan grandes... Entonces los sollozos se calmaron poco a poco, y tuvo ganas de ver la luz, de abrir las ventanas y llevar a Gabriel, cogido de la mano, por las calles...

Ángeles Caso, *El peso de las sombras.*

¿POR QUÉ ES IMPORTANTE LA FAMILIA?

La familia ejerce un papel fundamental sobre los pacientes afectados de cualquier tipo de enfermedad. Es, y debe ser, el principal apoyo del paciente y el soporte para la integridad física y psíquica de los pacientes.

¿CÓMO AFECTA LA ENFERMEDAD AL SISTEMA FAMILIAR?

La enfermedad no sólo va a producir un impacto sobre el enfermo sino que el propio sistema familiar se ve sometido a un estrés considerable y a una ruptura del equilibrio y estabilidad emocional familiar cuando uno de sus miembros padece una enfermedad grave o crónica.

Todo esto se traduce en diversas consideraciones que hay que tener en cuenta a la hora de tratar a un paciente, cualquier tipo de paciente, depresivo en nuestro caso:

- La familia establece un estado de angustia, de sentimientos de culpa, de sensaciones de pérdida.
- El impacto de la enfermedad influye sobre la estructura familiar en general y sobre cada uno de sus miembros de diferente forma.

- El paciente recibe la enfermedad como una experiencia llena de vivencias de dolor, de malestar y de sufrimiento que proyecta sobre el medio en el que vive: su medio social y familiar.
- La familia recibe todas estas vivencias y responde a ellas manifestando pena, angustia, rechazo, aislamiento, ayuda...
- Los cambios en las funciones habituales que cada miembro de la familia desempeña en el hogar, lo que exigen los cuidados del familiar enfermo, la ruptura de la rutina familiar, la readaptación a la nueva situación, el desgaste físico y emocional que supone, etc.
- La mayoría de las familias logran recuperar su equilibrio normal en poco tiempo mientras proporcionan los cuidados necesarios al enfermo.
- Otras permanecen en un estado de desequilibrio y los cuidados del enfermo son inadecuados.
- Las familias que de base presentaban una mala comunicación entre sus miembros son incapaces de distribuir sus cargas y sus repercusiones ante el cuidado de un familiar enfermo. En estos casos es muy frecuente encontrar síntomas de ansiedad, depresión y quejas somáticas inespecíficas en mayor proporción que en la población general.
- En el caso anterior la familia se convierte en una fuente de conflictos y dificulta el afrontamiento del paciente de su propia enfermedad.
- El núcleo familiar debe estar implicado en la enfermedad del paciente desde el principio. La familia debe estar informada en todo momento de la enfermedad, de la evolución, de las consecuencias de la misma, aclarar dudas y temores, planificar cuidados... y recibir el apoyo y la atención que precise.

¿QUÉ CONSEJOS O RECOMENDACIONES NECESITA LA FAMILIA DE UN ENFERMO DEPRIMIDO?

Es fundamental que la familia sea consciente de que la depresión es una enfermedad, que comprendan la situación que vive el paciente; que la desesperanza, la tristeza, la desgana, la falta de concentración y de energía, la impotencia, la ausencia de placer, la ansiedad, la irritabilidad, el aislamiento, etc. son consecuencia del trastorno depresivo que padece y que no son debidas a «falta de voluntad» o «comodidad» del paciente.

A veces la familia quiere estimular demasiado al paciente para que supere «por sí mismo», por «su propia voluntad» su depresión. Incluso a veces le culpan de «no querer curarse» y le hacen responsable de su depresión. Con esta actitud sólo se logra empeorar sus sentimientos de culpabilidad y fracaso, que se sienta más incomprendido y aislado, y, por tanto, que empeore su estado.

- La familia debe apoyar al paciente en todo momento, demostrarle que están a su lado, demostrarle su cariño. Evitar presionarle o discutir, ser tolerantes con él hasta que se encuentre mejor.

  Suavizar sus sentimientos negativos sobre la vida, su desánimo, recordarle que su estado mejorará progresivamente con el tratamiento.

  Una persona deprimida debe evitar tomar decisiones personales importantes como la venta de una casa, la separación matrimonial, un testamento, etc. mientras se encuentre en este estado.

  La visión negativa y pesimista que confiere esta enfermedad puede hacer que tome decisiones que en circunstancias normales no haría.

  La familia debe apoyar al paciente e iniciar una consulta médica lo antes posible para evitar retrasar el inicio del tratamiento, y, con ello, aumentar la posibilidad de que se agrave.

  Muchos pacientes deprimidos trivializan sobre su estado restándole importancia o considerando que no necesitan ayuda ni tratamiento, por lo que el papel de la familia para el inicio de una primera consulta y sucesivas es fundamental.

  Es aconsejable que le acompañen a las visitas psiquiátricas para dar su visión de las circunstancias y del estado de ánimo, de la mejoría, del cumplimiento del tratamiento, de los avances o retrocesos en el estado, etc.

- La familia debe conocer la medicación que va a tomar el paciente: tipo, dosis, efectos adversos, el tiempo necesario que debe mantenerse para empezar a notar la mejoría, que la ingesta de alcohol aumenta la sedación, etc. Deben asegurarse de que el paciente toma el fármaco a la dosis prescrita.

- Evitar el consumo de alcohol, estimulantes o drogas que, por sí mismos, provocan y agravan los estados de depresión.

- La familia debe promover una alimentación sana y equilibrada, el cuidado de la salud en general. Muchos de los pacientes deprimidos presentan además otras patologías médicas que requieren medicación y cuidados, como la hipertensión arterial o la diabetes, en las que es fundamental asegurar que el paciente toma la medicación correspondiente y realiza las revisiones y los controles.

- El ejercicio físico (los deportes, pasear, etc.) por sí mismo mejora el estado de ánimo.
- Evitar la inactividad. Por lo general los pacientes deprimidos duermen mal por la noche por lo que tienden a dormir en exceso durante el día. Es importante conservar un tiempo de descanso adecuado y evitar la inactividad, así como mantener un horario de actividades y cumplirlo con disciplina.
- Se deben evitar la soledad y el aislamiento excesivos. Es necesario que el paciente salga de casa, que se relacione, que comparta los momentos de alegría y las preocupaciones con el resto de la familia y amigos, que continúe realizando las actividades placenteras previas (mejor compartidas) para ayudar a olvidar, al menos durante un rato, las preocupaciones inevitables de la vida.
- Es muy importante saber escuchar al paciente, dejarle que hable de sus problemas. Tener paciencia, ser comprensivo, intentar ponerse en el lugar del paciente. No intentar cambiar o solucionar sus problemas. Implicarse con él en las actividades que vaya realizar. No obligarle a hacer cosas, sino animarle a que las haga y hacerlas con él. La decisión del paciente de iniciar algún tipo de actividad será suya, pero con el ánimo y el entusiasmo que aporte la familia le será mucho más fácil empezar.
- Recordarle a cada momento que va a salir adelante. Las personas deprimidas carecen de confianza y de autoestima, y suelen dudar de sí mismas y de sus posibilidades. Recuérdele momentos del pasado que consiguió superar, las cualidades que admiran de él, etc.

Se deben tomar en serio todas las afirmaciones acerca de los deseos de no querer vivir más, de tener la sensación de estar llegando al límite, las autolesiones, las ganas de morir... El suicidio es la complicación más frecuente de la depresión. Hasta dos tercios de todos los suicidios aparecen en individuos deprimidos. Si aparecen estas ideas, póngase inmediatamente en contacto con su médico.

ES CIERTO QUE...

Luego, al caer el día, sobre el rostro de la madre se desplomaría la sombra, aquella tristeza oscura que la atenazaba cada noche. «Otra noche sola», la oiría musitar llena de pena, y se quedaría entonces aún más callada, aún más quieta, más dulce y dolorosa que nunca la sonrisa apenas entrevista a la luz de las lámparas difusas del comedor (...) y ella, su hija, intentaba hacerla hablar, recordar las historias contadas en la mañana, cuando todavía esperaba y tenía ganas de reir, para callar ella también, resignada al fin al silencio.

Ángeles Caso, *El peso de las sombras.*

¿LOS ANTIDEPRESIVOS «ATONTAN»?

No. Ni «atontan» ni crean adicción. Al contrario, permiten recuperar la capacidad de concentración y la memoria que se pierde por la depresión. Si el fármaco produjera demasiada sedación se podría tomar por la noche ya que se conseguiría el mismo efecto antidepresivo y, además, le ayudaría a dormir.

¿PUEDO TOMAR ALCOHOL SI ESTOY TOMANDO FÁRMACOS ANTIDEPRESIVOS?

No. El consumo de alcohol, drogas y otros estimulantes potencian los efectos depresores del SNC (sistema nervioso central). La mayoría de estas sustancias por sí mismas provocan o agravan los estados depresivos.

¿LOS ANTIDEPRESIVOS SON INCOMPATIBLES CON OTROS FÁRMACOS?

No. Excepto casos muy concretos, que serán indicados por su médico, los antidepresivos son compatibles con cualquier tipo de medicación habitual (analgésicos, antibióticos, anticonceptivos, etc.) y con una alimentación equilibrada.

¿DEBO SUSPENDER LA MEDICACIÓN ANTIDEPRESIVA ANTE LA APARICIÓN DE EFECTOS ADVERSOS?

La mayoría de los *efectos adversos* o *secundarios* son leves y pueden ser molestos pero, por lo general, ni aparecen todos en todos los pacientes ni obligan a suspender la medicación. Los más frecuentes son: sequedad de boca, náuseas, vómitos y estreñimiento.

Los efectos secundarios que aparecen por el tratamiento con los antidepresivos suelen ser leves y no obligan a suspenderlos. Estos efectos adversos tienden a desaparecer en los primeros días o semanas del inicio del tratamiento.

Si apareciesen otros síntomas más raros y más graves como un *rash cutáneo, edema de glotis, síndrome neuroléptico maligno*, etc. deberán suspenderse inmediatamente y consultar con su médico.

Ante la duda, cualquier duda, se recomienda consultar siempre con su médico.

¿LOS PACIENTES DEPRESIVOS TIENEN MUCHOS INGRESOS EN LOS CENTROS HOSPITALARIOS?

No. La mayoría de los pacientes depresivos se tratan de forma ambulatoria por el médico de atención primaria o el psiquiatra del centro de salud mental.

Tan sólo el 1 por 100 de los pacientes deprimidos (un paciente de cada 100) necesitará ingreso hospitalario para efectuar tratamiento intensivo. Estos casos son los de los pacientes que presentan un cuadro de depresión muy grave con un riesgo vital muy elevado.

¿EL RIESGO DE SUFRIR UNA DEPRESIÓN ES MAYOR EN LAS MUJERES QUE EN LOS HOMBRES?

Sí. El número de mujeres que padecen una depresión es el doble que el de los hombres. Esta proporción no depende ni de factores raciales, ni culturales ni económicos.

El número de hombres y mujeres que padecen un *trastorno bipolar* (episodios maníacos y depresivos en un mismo paciente) es similar aunque se ha visto que las mujeres padecen más episodios depresivos que maníacos.

¿TIENEN MAYOR RIESGO DE SUICIDARSE LAS PERSONAS DEPRIMIDAS?

Sí. Las personas deprimidas tienen hasta 30 veces más riesgo de suicidio que la población general.

¿LA DEPRESIÓN PUEDE APARECER A CUALQUIER EDAD?

Sí. La depresión puede aparecer en cualquier momento de la vida, desde la niñez a la vejez; aunque lo más frecuente es que aparezca entre los 35 y los 65 años.

¿SON EFICACES LOS FÁRMACOS ANTIDEPRESIVOS?

La mayoría lo son. Con los tratamientos actuales pueden mejorar hasta cada 8-9 de cada 10 pacientes.

Pero no son eficaces si no se toman de forma mantenida, a diario, y a la dosis prescrita.

¿EL EFECTO DE LOS ANTIDEPRESIVOS ES INMEDIATO?

El efecto de los antidepresivos *no es inmediato*; por lo general se produce una mejoría a partir de la segunda o tercera semana de iniciar el tratamiento. El máximo efecto antidepresivo se produce a las 4-6 semanas. Pero los efectos secundarios aparecen mucho antes. No abandone, por este motivo, la medicación sin consultar antes con su médico.

¿TODOS LOS ANTIDEPRESIVOS SON EFICACES?

Todos lo son aunque algunos tipos de antidepresivos pueden ser más eficaces en determinados pacientes y en determinadas formas de depresión. Las principales diferencias de los antidepresivos se basan en sus efectos secundarios.

GLOSARIO

A

Afasia: Defecto del lenguaje consecutivo a una lesión cerebral que perturba la utilización de las reglas precisas para la producción y/o la compresión de la palabra.

Agorafobia: Término introducido por Westphal (1871) que significa «miedo al mercado». En la actualidad este término es utilizado para describir un tipo de fobia en la que los sujetos temen perder el control en lugares públicos. Su manifestación extrema consiste en no querer salir de casa y el síntoma más importante es la ansiedad.

Alucinación: Percepción de gran viveza que aparece en ausencia de un estímulo sensorial relevante. Las percepciones pueden afectar a cualquiera de los sentidos, de forma aislada o conjunta. Los fenómenos alucinatorios son una característica de la esquizofrenia y la manía, así como de los estados de intoxicación por marihuana, cocaína, anfetaminas, alucinógenos, alcohol y sustancias inhaladas.

Alzheimer, Enfermedad de: Enfermedad neurodegenerativa progresiva que afecta aproximadamente al 10% de los sujetos mayores de 65 años y al 20% de los mayores de 80 años de edad. La EA explica aproximadamente la mitad de todos los casos de demencia senil. La EA se caracteriza por un empeoramiento progresivo de la capacidad cognitiva (la memoria, la abstracción y el razonamiento), y por cambios de la personalidad y de la conducta (depresión, agitación, síntomas paranoides, insomnio, vagabundeo, desvaríos y agresión). El trastorno del lenguaje es un síntoma central, cuyo signo más precoz es el deterioro de la fluidez verbal.

Ambivalencia: Estado de ánimo, transitorio o permanente, en el que coexisten dos emociones o sentimientos opuestos, como el amor y el odio.

Anhedonia: Incapacidad para obtener placer de situaciones y estímulos que habitualmente lo producen. La anhedonia afecta profundamente a la calidad de vida de los pacientes. Posee un impacto directo sobre la motivación del ser humano, refuerza la falta de dinamismo, suele agravar un estado de ánimo disminuido, quebranta el optimismo y, en determinados trastornos psiquiátricos, afecta al deseo de vivir o morir.

Anorexia: Falta anormal de ganas de comer, dentro de un cuadro depresivo, por lo general en mujeres adolescentes, y que puede ser muy grave.

Ansiolítico: Que disuelve o calma la ansiedad.

Antidepresivo: Que combate la depresión psíquica.

Apatía: Trastorno de la motivación que consiste en una falta de la misma. Puede manifestarse como un síntoma de numerosos trastornos médicos y neurológicos (por ejemplo, la demencia). También puede constituir un síndrome cuando la falta de motivación es la característica predominante de la presentación clínica.

Astenia: Falta o pérdida de fuerza.

C

Cefalea: Dolor de cabeza.

Cognición: Conocimiento, comprensión, razonamiento.

Compulsión: Inclinación, pasión vehemente y contumaz por algo o alguien. Conducta repetitiva, que aparentemente se realiza con un objetivo, según determinadas reglas o de una forma estereotipada (DSM-IV). Sin embargo, dicha conducta suele ser excesiva y no adecuarse al resultado previsto. El acto va acompañado de una sensación de compulsión subjetiva y del deseo de resistirse a la compulsión. En general, el individuo reconoce lo absurdo de su conducta y realizar la actividad no le produce placer, aunque sí le ayuda a aliviar la tensión.

Comorbilidad: Término acuñado por Feinstein (1970) para describir el fenómeno de superposición de trastornos en un mismo paciente. En psiquiatría, la comorbilidad se refiere a la coexistencia, dentro de un período determinado, de dos o más trastornos psíquicos de diferentes etiologías. Por ejemplo, existe una tendencia importante a la coexistencia de drogadicción y esquizofrenia, depresión y trastornos de ansiedad o trastorno límite de la personalidad, y trastorno por estrés postraumático asociado con depresión, ansiedad y trastorno de personalidad múltiple. La comorbilidad suele complicar el tratamiento.

Corticoide: Cada una de las hormonas esteroídicas producidas por la corteza de las glándulas adrenales, y sus derivados. Pueden sintetizarse artificialmente y tienen aplicaciones terapéuticas, principalmente como antiinflamatorios.

D

Demencia: Alteración global de la función cognitiva, habitualmente progresiva que interfiere con las actividades sociales y profesionales normales, incluso a pesar de que el paciente esté completamente consciente. Aunque la demencia se define como una alteración de la memoria, lenguaje y razonamiento, sus aspectos más problemáticos suelen ser los trastornos del comportamiento y los síntomas psiquiátricos secundarios a la lesión cerebral.

Demencia multiinfarto: Forma de demencia relacionada con el infarto cerebral. Su frecuencia aumenta con la edad, especialmente en personas mayores de 85 años. El reconocimiento de que los infartos múltiples pueden no ser el único mecanismo causal de la demencia está haciendo que el concepto de demencia multiinfarto se sustituya por el de demencia vascular.

Depresión: Estado de disminución del estado de ánimo, con frecuencia acompañado por alteraciones del sueño, energía, apetito, concentración, intereses y deseo sexual.

Disforia: Inquietud, malestar; opuesto a la euforia.

Disociación: Desestructuración de la personalidad, propia de la esquizofrenia, cuyos efectos se manifiestan en la afectividad, actividad y procesos intelectuales y reflejan un trastorno de las asociaciones que rigen el pensamiento.

E

Egodistónico: Aspectos del pensamiento, impulsos, actitudes y comportamientos que perturban al propio individuo; es opuesto a egosintónico.

Enuresis: Eliminación involuntaria de orina, habitualmente nocturna y durante el sueño, en ausencia de un trastorno urológico o neurológico. Se suele producir entre 30 minutos y 3 horas después del inicio del sueño, es más común en varones y, en el 1% de los pacientes, puede persistir hasta la madurez.

Epilepsia: Alteración transitoria y paroxística de la función cerebral, que aparece de forma repentina, cesa espontáneamente y posee una característica tendencia a la recurrencia. Desde el punto de vista clínico, la epilepsia consiste en una pérdida súbita del conocimiento, con o sin espasmos tónicos, y contracciones clónicas de la musculatura. Las diversas formas de convulsiones dependen de la zona de origen, de la extensión de la afectación cerebral y de la naturaleza de los factores etiológicos.

Esquizofrenia: Grupo de enfermedades mentales correspondientes a la antigua demencia precoz, que se declaran hacia la pubertad y se caracterizan por una disociación específica de las funciones psíquicas, que conduce, en los casos graves, a una demencia incurable.

F

Fuga de ideas: Flujo continuo y rápido del pensamiento o del lenguaje que representa un síntoma frecuente de la manía. El paciente salta de un aspecto a otro y cada uno de ellos sólo se relaciona superficialmente con el anterior. Cuando la afección es grave, el lenguaje puede ser desorganizado e incoherente.

H

Hipercinesia: Movimiento excesivo.
Hiperprosexia: Exageración de la atención; idea fija, obsesionante.
Hipnótico: Medicamento que se da para producir el sueño.

I

Idea delirante: Creencia infundada, real para el paciente pero ficticia para el observador, e idiosincrásica, de etiología desconocida y que se mantiene sin una evidencia fundamentada. La presencia de ideas delirantes es una característica constante de numerosos trastornos neurológicos y psiquiátricos. Con frecuencia dominan la vida del paciente y originan acciones inapropiadas e irresponsables.

L

Labilidad emocional: Cambios repentinos del estado de ánimo desde una situación normal a una o más condiciones disfóricas, que con frecuencia consisten en depresión, irritabilidad, ira y ansiedad.
Letargia: Síntoma de varias enfermedades nerviosas, infecciosas o tóxicas, caracterizado por un estado de somnolencia profunda y prolongada.
Libido: Instinto sexual.
Logorrea: Trastorno de fluidez del habla en el que se ven alterados la velocidad y el ritmo del habla, pero no la inteligibilidad. El paciente realiza pausas alternantes y mantiene un discurso atropellado, produciendo grupos de palabras que no se relacionan con la estructura gramatical de la frase. Su intensidad puede variar hasta llegar a producir un habla prácticamente incomprensible.

M

Morbilidad: Proporción de personas que enferman en un sitio y tiempo determinado.

Morboso: Que causa enfermedad.

N

Neurosis: Enfermedad funcional del sistema nervioso caracterizada principalmente por inestabilidad emocional.
Neurótico: Que padece neurosis.

O

Obsesión: Idea, afecto, imagen o deseo que aparecen en forma reiterada y persistente y que el individuo no puede alejar voluntariamente de su conciencia. Tiene un carácter compulsivo y angustiante.

S

Suicidarse: Quitarse voluntariamente la vida.
Suicidio: Acción y efecto de suicidarse.

BIBLIOGRAFÍA

AZANZA, JR.: *Guía práctica de Farmacología del Sistema Nervioso Central.* Madrid, Ed. 2001 Ediciones.

BOBES GARCÍA J y BOUSOÑO GARCÍA M, GONZÁLEZ GARCÍA PORTILLA MP, SÁIZ MARTÍNEZ PA.: *Trastornos de Ansiedad y Trastornos Depresivos en Atención Primaria.* Barcelona, Ed. Masson, 2001.

BUCK, P.: *Viento del Este, Viento del Oeste.* Barcelona, Ed. Plaza & Janés.

CASO, A.: *El peso de las sombras.* Barcelona: Ed. Planeta, 1994.

DELIBES, M.: *Señora de rojo sobre fondo gris.* Barcelona, Ed. Destino, 1993.

FARRERAS, ROZMAN: *Medicina Interna.* 13.ª ed. Ed. Harcourt Brace. Edición en CD-Rom.

FLAUBERT, G.: *Madame Bovary.* Barcelona, Ed. Planeta, 1984.

FLÓREZ, J.: *Farmacología Humana.* 2.ª edición. Barcelona, Ed. Masson, 1994.

GALA, A.: *Las afueras de Dios.* Barcelona, Ed. Planeta, 1999.

GARCÍA MORALES, A.: *El silencio de las sirenas.* Barcelona, Ed. Anagrama, 1990.

GELDER, M; MAYOU, R y GEDDES, J.: *Oxford Psiquiatría.* Madrid, Ed. Marbán Libros, S.L., 1999.

GÓMEZ GÓMEZ, JM y TEIXIDÓ PERRAMÓN, C.: *Consejos para el paciente depresivo y su familia.*

LANDA PETRALANDA, V y GARCÍA-GARCÍA, J.: *Guía Clínica del Duelo.* 2002. Disponible en [www.fisterra.com/guias2/duelo.htm].

LLAMAZARES J.: *La lluvia amarilla.* Barcelona, Ed. Seix Barral, 1990.

Manual CTO de Medicina y Cirugía, tomo III, 3.ª edición. Madrid, 2000.

MASSANA RONQUILLO, J.: *Apuntes de psicofarmacología en Atención Primaria.* Madrid, Grupo Aula Médica, S.A., 1998.

MORAND DE JOUFFREY, P.: *La Depresión.* Madrid, Acento Editorial, 1994.

NATIONAL INSTITUTE OF MENTAL HEALTH. [http://www.nimh.nih.gov]. 2002.

PALAO, D.: *Claves Diagnósticas.* Barcelona, Temis Pharma, S.L. 1999.

PALAO VIDAL, DJ. MÁRQUEZ ROWE, M y JÓDAR ORTEGA, I.: *Guía Psiquiátrica en Atención Primaria.* Madrid, Litofinter, S.A, 1996.

PARÉS, A.: *Depresión Diagnóstico.* Badalona, Ediciones Médicas, S.L., 2002.

PRECIADOS, N.: *El sentir de las mujeres.* Madrid, Ed. Punto de Encuentro, 1996.

VÁZQUEZ-BARQUERO, JL.: *Psiquiatría en Atención Primaria.* Madrid, Grupo Aula Médica, 1998.

VIETA PASCUAL E y PINTOR PÉREZ L.: *Claves en el diagnóstico diferencial Depresión-Ansiedad.* Madrid, Grupo Aula Médica, 1998.

WILKINSON G y MOORE B, MOORE P.: *Cómo tratar a las personas con Depresión. Guía Práctica en Atención Primaria.* Barcelona, J & C, Ediciones Médicas, S.L., 1999.